ISBN 978-3-662-31433-3   ISBN 978-3-662-31640-5 (eBook)
DOI 10.1007/978-3-662-31640-5

III. Die Colikrankheiten im Kindesalter.

Von

KURT HASSMANN-Wien[1].

Mit 2 Abbildungen.

Inhalt.
Seite
Literatur 66
I. Einleitung 73
II. Bakteriologie der Colibacillen 75
   1. Namengebung und Einteilung nach kulturellem und serologischem Verhalten 75
      a) Bacterium coli commune 75
      b) Dyspepsiecoli (ADAM) 76
      c) Paracoli 76
      d) Andere Varianten 77
   2. Technik der Züchtung und Differenzierung 78
   3. Variabilität der Colibakterien 80
   4. Wirkung der verschiedenen Colivarianten 85
      a) Epidemiologische Verhältnisse 85
      b) Experimentelle Untersuchungen 87
   5. Infektionsmodus 92
      a) Die exogene Infektion 93
      b) Die endogene Infektion 95
      c) Alimentär-infektiöser ätiologischer Komplex 98
III. Symbiose von Wirt und verschiedenen Colikeimen 99
      a) Bacillenträger 100
      b) Darmerkrankungen 101
      c) Hepatitis serosa 103
      d) Pyurie 105
      e) Sonstige Erkrankungen 107
IV. Prophylaxe 109
V. Therapie 111
VI. Pathogenetische Schlußfolgerungen 115

Literatur.

ADAM: Über die Biologie der Dyspepsiecoli und ihre Beziehungen zur Dyspepsie und Intoxikation. Jb. Kinderheilk. **101**, 295 (1923).
— Zur Physiologie und Pathologie des Dünndarms. I. Z. Kinderheilk. **38**, 378 (1924).
— II. Z. Kinderheilk. **38**, 386 (1924).
— Über Darmbakteriologie und Darmpathologie des Säuglings. Dtsch. med. Wschr. **1925 I**, 739.
— Zur Pathogenese der schweren Durchfallserkrankungen des Säuglings. Mschr. Kinderheilk. **34**, 467 (1926).

---

[1] Aus der Reichsanstalt für Mutter- und Kinderfürsorge in Wien (Direktor: Professor Dr. A. v. REUSS).

ADAM: Dyspepsiecoli. Zur Frage der bakteriellen Ätiologie der sog. alimentären Intoxikation. Jb. Kinderheilk. **116**, 8 (1927).
— Pyuriecoli. Mschr. Kinderheilk. **40**, 251 (1928).
— Untersuchungen zur Pathologie der Durchfallserkrankungen des Säuglings. Acta paediatr. (Stockh.) **11**, 145 (1930).
— u. FROBOESE: Anatomie und Bakteriologie des Darmes bei Durchfallserkrankungen des Säuglings. Mschr. Kinderheilk. **29**, 562 (1925).
ASHBY and SUTHERLAND: Congenital dilatation of the colon treated by division of the lumbar sympathetic cord. Brit. med. J. **3**, 805, 1069 (1933).
BACH: Mécanisme de l'action antiseptique de l'acide lactique pour le Bacterium coli. C. r. Acad. Sci. Paris **192**, 1680 (1931).
BARENBERG and GRAND: Epidemic of infection diarrhea in the new born. J. amer. med. Assoc. **106**, 1256 (1936).
BAUMANN: Das chemische Stuhlbild und die Darmfunktion der Säuglinge und Kleinkinder bei Apfelkost. Ein Beitrag zur Wirkungsweise der Rohkost. Klin. Wschr. **1932 II**, 1267.
— Die Wirkung der Rohobstdiät auf den kindlichen Organismus. Abh. Kinderheilk. **1936**, H. 42.
BECK: Über den Befund einer dem Paratyphus A-Bazillus ähnlichen Colivariante im Urin eines Kindes. Zbl. Bakter. I Orig. **122**, 537 (1931).
BERGMANN: Zur Pathogenese der akuten Dyspepsie im Säuglingsalter. Coliagglutinine. Jb. Kinderheilk. **125**, 339 (1929).
BESSAU: Zur Pathogenese der Intoxikation. Mschr. Kinderheilk. **38**, 141 (1928).
— Wesen der Ernährungsstörungen. Arch. Kinderheilk. **99**, 51 (1933).
— Die Saprophyten der Milch. Acta paediatr. (Stockh.) **16**, 299 (1933).
— Ernährungsstörungen. Mschr. Kinderheilk. **63**, 4 (1935).
— Zur Physiologie der künstlichen Ernährung. Dtsch. Ges. Kinderheilk. Würzburg 1936.
— u. BOSSERT: Zur Pathogenese der akuten Ernährungsstörungen. Jb. Kinderheilk. **89**, 213 (1919).
— u. ROSENBAUM: Zur Pathogenese der Intoxikation. Mschr. Kinderheilk. **38**, 141 (1928).
BEUMER: Über die Ernährung des Säuglings, 2. Aufl. Leipzig: Georg Thieme 1937.
BLACKLOCK, GUTHRIE and MACPHERSON: Über die Darmflora beim Kinde. Mit besonderer Berücksichtigung des Auftretens von Colistämmen bei Gesundheit und akuter primärer Gastroenteritis. J. of Path. **44**, 297 (1937).
BOGENDORFER: Über Bacteriostanine, lipoidartige, bakterienhemmende Stoffe im Dünndarmsaft und in den Dünndarmepithelien. Z. exper. Med. **41**, 637 (1924).
— Untersuchungen über Bakterien und Fermente des menschlichen Dünndarms. Dtsch. med. Wschr. **1924 II**, 1085.
BOSSERT u. LEICHTENTRITT: Die Bedeutung der bakteriologischen Blutuntersuchung für die Pathologie des Säuglings. Jb. Kinderheilk. **92**, 152 (1920).
BRANDES: Über die Aminbildung im Säuglingsdarm und die Bedeutung der Amine für die Entstehung der Säuglingstoxikose. Jb. Kinderheilk. **141**, 128 (1933).
BREHME: Die Behandlung der akuten Dyspepsie beim Säugling mit milchsauren Vollmilchverdünnungen. Kinderärztl. Prax. **2**, 370 (1931).
BRUGSCH: Über gehäuftes Auftreten schwerer Säuglingsdurchfälle unklarer Ätiologie. Arch. Kinderheilk. **108**, 177 (1936).
BURK u. SAUERBECK: Zit. bei GOTTSCHLICH. Handbuch der pathogenen Mikroorganismen, Bd. III/1, S. 33. 1929.
CASTELLANI: Zit. bei KLIMMER: Technik und Methodik der Bakteriologie und Serologie, S. 374. Berlin: Julius Springer 1923.
— Metadysenterie. With Remarks On A Chronic Type. Lancet **1929 I**, 370.
CATEL: Weitere Studien am Tierdarm. Über den Einfluß bakteriologisch zersetzter Milch (einschließlich der Buttermilch und Eiweißmilch) auf die Peristaltik. Jb. Kinderheilk. **117**, 33 (1927).
— Über die Wirkung verschiedener Kohlehydrate auf Darmperistaltik und Kammertätigkeit des Herzens (Tierversuche). Jb. Kinderheilk. **130**, 305 (1931).
— Über experimentelle Darmentzündung und die Reizbarkeit des entzündeten Darms. 43. Tagg dtsch. Ges. Kinderheilk. Wien 1932.
— Untersuchungen über Peristaltik und Resorption am entzündeten Darm. Klin. Wschr. **1936 II**, 1348.

CATEL u. GRÄVENITZ: Über den Einfluß von flüchtigen Fettsäuren und Milchsäure, sowie von enterokokken- und colivergorener Kuhmagermilch auf den Tierdarm. Jb. Kinderheilk. **109**, 249 (1925).
— u. PALLASKE: Über experimentelle Erzeugung einer Enteritis durch Colibazillen. Jb. Kinderheilk. **139**, 165 (1933).
COHEN, MILLER u. KRAMER: Die alimentäre Toxikose bei Kindern. Das Säure-Basengleichgewicht bei der Behandlung mit intravenöser Dauerinfusion. J. of Paediatr. **3**, 299 (1933).
CSAPO u. KERPEL-FRONIUS: Zur Pathologie der Säuglingstoxikose. Mschr. Kinderheilk. **58**, 147 (1933).
CZERNY: Die Abhängigkeit der natürlichen Immunität von der Ernährung. Med. Klin. **1913 I**, 895.
— u. KELLER: Des Kindes Ernährung. Ernährungsstörungen und Ernährungstherapie, Bd. II/2, S. 193. Leipzig u. Wien: Franz Deuticke 1925.
— u. MOSER: Klinische Beobachtungen an magendarmkranken Kindern im Säuglingsalter. Jb. Kinderheilk. **38**, 430 (1894).
DEAK: Über das Vorkommen des d'HERELLEschen Bakteriophagen auf Coli und Paracoli im Stuhl bei darmgesunden und darmkranken Säuglingen. Mschr. Kinderheilk. **58**, 143 (1933).
— Coli- und Paracolibefunde im Magen und Stuhl bei darmgesunden und darmkranken Säuglingen. Z. Kinderheilk. **55**, 196 (1933).
DENECKE: Experimentelle Versuche über verschiedene Giftigkeit von normalen und anormalen Colistämmen nach der Methode von CATEL und PALLASKE. Zbl. Bakter. I Orig. **132**, 163 (1934).
DODD, MINOT and CASPARIS: Quanidine as a factor in alimentary intox. in infants. Amer. J. Dis. Childr. **43**, 1 (1932).
DRIGALSKI u. CONRADI: Über ein Verfahren zum Nachweis der Typhusbazillen. Z. Hyg. **39**, 283 (1902).
EPPINGER, FALTITSCHEK, KAUNITZ u. POPPER: Über Intoxikation und Infektion. Wien. klin. Wschr. **1934 I**, 228.
— KAUNITZ u. POPPER: Die seröse Entzündung. Wien: Julius Springer 1935.
ESCHERICH: Die Darmbakterien des Säuglings. Stuttgart 1886.
— Die desinfizierenden Behandlungsmethoden der Magen-Darmkrankheiten des Säuglingsalters. Zbl. Bakter. **1**, 1 (1887).
— Beitrag zur Pathogenese der bakteriellen Magen- und Darmerkrankungen im Säuglingsalter. Wien. med. Presse 41, 1 (1889).
— und PFAUNDLER: Bacterium coli commune. KOLLE-WASSERMANNs Handbuch der pathogenen Mikroorganismen, Bd. 2. 1903.
FALKOVIC u. ROSEN: Die Bakteriologie einer eigenartigen Epidemie in einem Kinderheim. Z. Mikrobiol. **7**, 122 (1930).
FALTITSCHEK: Zur Pathogenese der Icterus catarrhalis. Z. klin. Med. **128**, 480 (1935).
FANCONI: Die Früchtediät bei akuten Verdauungsstörungen des Kindes. Dtsch. med. Wschr. **1930 II**, 1949.
FINKELSTEIN: Neueres über akute Ernährungsstörungen beim Säugling. Jkurse ärztl. Fortbildg 22, 1 (1931).
FOTHERGILL, KRAKOWER and FREEMAN: The pathogenic significance of „late lactosefermenting" coli-like bacilli. J. of Paediatr. **9**, 23 (1936).
FRANK: Beitrag zur Kenntnis der Erreger der Colipyurie. Arch. Kinderheilk. **92**, 254 (1931).
GASSNER: Ein neuer Dreifarbennährboden zur Typhus-Ruhrdiagnose. Zbl. Bakter. I Orig. 80, 219 (1916).
GERLACH: Zur Klinik und Therapie der Colitis infectiosa. Med. Klin. **1932 II**, 1575.
GESCHNIKOVA: Beiträge zur Ätiologie der Durchfälle im Kindesalter und deren Prophylaxe und Therapie. Sowet. Pediatr. 6, 55 (1935). Ref. Zbl. Kinderheilk. **31**, 295 (1936).
GINS: Beiträge zur Pathogenese und Epidemiologie der Infektionskrankheiten. Leipzig: Georg Thieme 1935.
GOEBEL: Über Spasmus des Sphincter ani als Ursache der HIRSCHSPRUNGschen Krankheit. Mitt. Grenzgeb. Med. u. Chir. **32**, 498 (1920).
— Weitere Beiträge zu der Bedeutung des Mesenterium commune ileocolicum für die Genese der HIRSCHSPRUNGschen Krankheit. Z. Kinderheilk. **27**, 323 (1921).

GOEBEL: Über den Anstieg der Toxikosen im Sommer 1928. Arch. Kinderheilk. **86**, 241 (1928).
GOLDSCHMIDT: Coliendotoxinversuche. Jb. Kinderheilk. **133**, 346 (1931).
— Untersuchungen zur Ätiologie der Durchfallserkrankungen des Säuglings. Jb. Kinderheilk. **139**, 318 (1933).
GOTTSCHLICH: Allgemeine Morphologie und Biologie der pathogenen Mikroorganismen. Handbuch der pathogenen Mikroorganismen, Bd. III/1, S. 33. 1929.
GREIFF u. STEIN: Klinisches und Bakteriologisches zur Pyuriefrage des Säuglings. Zbl. Bakter. I Orig. **119**, 103 (1930).
GRIMSTEDT: Zit. bei SCHUBERT u. DAVID: Paracoli als Nahrungsmittelvergifter. Med. Klin. **1935 II**, 979.
GYÖRGY: Über paracolibazilläre Infektionen. Wien. klin. Wschr. **1917 I**, 233.
— Beiträge zur Systematik der Paracolibazillen. Zbl. Bakter. I Orig. **84**, 321 (1920).
— Zur Klinik der chronischen Pyurie. Jb. Kinderheilk. **120**, 253 (1928).
— Beitrag zur Systematik der Paracolibazillen. Handbuch der pathogenen Mikroorganismen, Bd. III/3. 1929.
HAESSLER: Die giftarmen Ruhrbazillen, ein Beitrag zur Ätiologie der Durchfallsstörungen im Säuglings- und Kindesalter, sowie zur Namengebung, Epidemiologie und Prophylaxe der Ruhr. Abh. Kinderheilk. Beih. zum Jb. Kinderheilk. **39** (1935).
HAMBURGER: Über Ansteckung und Krankheit. Münch. med. Wschr. **1925 I**, 215.
— Über Erstinfektion und Reinfektion. Wien. klin. Wschr. **1931 I**, 533.
— u. SZICKELI: Über indirekte Agglutinationsverwandtschaft. Wien. klin. Wschr. **1924 I**, 10.
HASSMANN: Zur Frage der bakteriellen Ätiologie enteraler Störungen im Säuglings- und späteren Kindesalter. Wien. klin. Wschr. **1934 II**, 904.
— Über Paracolibefunde bei fieberhaften Zuständen nach Masern. Klin. Wschr. **1935 II**, 1177.
— Zur Frage der bakteriellen Ätiologie des Icterus catarrhalis. Münch. med. Wschr. **1935 II**, 1520.
— Rezidivierende Darmerkrankungen im Kleinkindesalter. Dtsch. Ges. Kinderheilk. Wiesbaden 1938.
— u. DEAK: Zum Nachweis des toxischen Prinzips bei den schweren Säuglingsdyspepsien. Z. Kinderheilk. **55**, 248 (1933).
— u. HERZMANN: Paracolibazillen und enterale Erkrankungen. Z. Kinderheilk. **56**, 486 (1934).
— u. SCHARFETTER: Über die Wirkung von Coli- und Paracolikulturfiltraten auf den überlebenden Kaninchendarm. Z. Kinderheilk. **56**, 486 (1934).
HAYEM: Traitement de la dyspepsie du premier age et particulierement de la diarrhee verte, Acad. de med. Zit. bei ESCHERICH: Zbl. Bakter. **1** (1887).
HECKER: Icterus infectiosus. Jb. Kinderheilk. **120**, 114 (1928).
HEISLER: Rohe Apfeltage bei Durchfällen im Kindesalter und bei Erwachsenen. Acta paediatr. (Stockh.) **11**, 379, 387 (1930).
HERBST: Beiträge zur Pyuriefrage. Arch. Kinderheilk. **81**, 11 (1927).
HERZMANN: Wann darf eine Mutter als stillunfähig bezeichnet werden. Med. Klin. **1936 I**, 1.
— Die Apfeldiät im frühesten Säuglingsalter. Kinderärztl. Prax. **9**, 1 (1938).
HILGERS: Über die Rasse E (Milchzuckerrasse) der Pseudodysenterie. Z. Immun.forsch. **30**, 77 (1920).
HODER: Die Variabilität der Dysenteriebakterien im Lichte neuerer Forschung. Med. Klin. **1932 II**, 1713.
— u. SUZUKI: Vergleichende Untersuchungen natürlich vorkommender und künstlich erzeugter paratyphusähnlicher Stämme. Z. Immun.forsch. **52**, 420 (1927).
HÖRING: Die bakterielle Infektion im Lichte ätiologischer Betrachtung. Münch. med. Wschr. **1935 I**, 213.
— Endokrine Krankheiten und Infektionsresistenz. Erg. inn. Med. **52**, 336 (1937).
— Klinische Infektionslehre. Berlin: Julius Springer 1938.
HORNUNG: Die sog. „Wasserkrankheit". Münch. med. Wschr. **1936 II**, 1264.
HOTTINGER: Über die Aufzucht frühgeborener Kinder im Basler Kinderspital und deren Ergebnisse von 1922—1927. Beih. z. Jb. Kinderheilk. **20** (1928).
INGLESSI: Ricerche sulle coli agglutinine nei neonati e latanti. Riv. Clin. paediatr. **29**, 713 (1931).

Jakobitz u. Kayser: Über bakterielle Nahrungsmittelvergiftungen. Zbl. Bakter. I Orig. **53**, 377 (1910).
Jensen: Kälberruhr. Kolle-Wassermanns Handbuch der pathogenen Mikroorganismen, Bd. II/2. 1913. Zit. bei Noeggerath u. Nitschke: Urogenitalerkrankungen der Kinder. Pfaundler-Schlossmanns Handbuch der Kinderheilk., Bd. IV, S. 152. 1931.
Joppich: Bakteriologische Untersuchungen zur kindlichen Pyurie. Mschr. Kinderheilk. **65**, 25 (1936).
Kaehler: Beiträge zur Kenntnis pathogener Colibakterien. Diss. Kiel 1935.
— Ein Beitrag zur serologischen Differenzierung des Dyspepsiecoli (Adam). Jb. Kinderheilk. **151**, 70 (1938).
Kahn: Der Einfluß der Fütterung von Bananenpulver auf die Stuhlflora von Säuglingen. Arch. of Pediatr. **50**, 330 (1933).
Karellitz: Continous intravenous therapy in pediatrics, with spezial emphasis on its use in alimentary toxicosis. Acta paediatr. (Stockh.) **16**, 546 (1933).
Kayser: Erfahrungen aus der Erfurter Frauenmilchsammelstelle. Dtsch. Ges. Kinderheilk. Würzburg 1936.
Khalik, Erfan and Askar: The position of the large intestine in infants and its relation to constipation. Arch. Dis. Childr. 7, 249 (1932).
Kleinschmidt: Zur Bakteriologie des Harnes bei Säuglingen. Jb. Kinderheilk. **94**, 77 (1921).
— Magen- und Darmerkrankungen. Pfaundler-Schlossmanns Handbuch der Kinderheilkunde, Bd. III, S. 283. 1931.
— Hirschsprungsche Krankheit bzw. Hirschsprungsches Syndrom. Pfaundler-Schlossmanns Handbuch der Kinderheilkunde, Bd. III, S. 287. 1931.
— Obstkuren bei Verdauungsstörungen des Kindes, insbesondere dem intestinalen Infantilismus. Jkurse ärztl. Fortbildg **22**, 12 (1931).
— Die Bakterienbesiedlung des Darmes beim neugeborenen Kind. Mschr. Kinderheilk. **62**, 14 (1934).
— Die Darmbakterienflora des Säuglings in gesunden und kranken Tagen. Klin. Wschr. **1935 I**, 257.
Klimmer: Technik und Methodik der Bakteriologie und Serologie. Berlin: Julius Springer 1923.
Kunitake: Studien über die Coligruppe im Kindesalter. I. Die Coligruppe bei Diarrhoeen. Nagoya J. med. Sci. **9**, 109 (1935). — II. Variabilität der Coligruppe. Nagoya J. med. Sci. **9**, 185 (1935). Ref. Zbl. Kinderheilk. **32**, 267 (1937).
Kunz: Serumtherapie in der Chirurgie. Zbl. Chir. **8**, 1096 (1933).
Langer: Die Grundlagen der therapeutischen Desinfektion der Harnwege. Z. Kinderheilk. **37**, 271 (1924).
— u. Soldin: Zur Ätiologie der Säuglingspyelitis. Z. Kinderheilk. **19**, 161 (1919).
Lehndorff u. Mautner: Die Coeliakie. Erg. inn. Med. **31**, 456 (1927).
Lipska: Les colibazilles et les coliphages chez le nourissons. Lait **16**, 235 (1936).
Lotze: Studien zur Epidemiologie. Zbl. Bakter. I Orig. **121** (1931).
— Probleme der Epidemiologie. Z. Hyg. **116**, 552 (1934).
Mai: Beobachtungen von harnstoffdesamidierenden Colistämmen bei kindlicher Pyurie. Z. Kinderheilk. **53**, 666 (1932).
Mallyoth: Kurzer analytischer Vergleich von frischem Apfel und Apfelpulver. Klin. Wschr. **1931 II**, 1255.
Marfan: Les causes et la pathogenic de la diarrhoe choleriforme de la premiere enfance. Nourisson **18**, 337 (1930).
Marriott: Enteral and parenteral factors in the causation of diarrhea. South. med. J. **24**, 278 (1931).
Marx: Über Sommerdurchfälle (kritische Gedanken eines Bakteriologen). Berl. klin. Wschr. **1915 II**, 1277.
Meier: Sorgen um Muttermilch und Laktationsfähigkeit. Wien. med. Wschr. **1938 II**.
Meves: Über Variabilitätserscheinungen an Coli-Paratyphus- und Ruhrbazillen bei Einwirkung tierischer Gewebe. Z. exper. Med. **96**, 221 (1935).
Meyer u. Löbenberg: Zur Frage der serologischen Einheitlichkeit der Colibazillen. Klin. Wschr. **1924 I**, 836.

Moltke: Über die Anwendung des Bakteriophagen zur Behandlung der Colipyurie bei Kindern und Erwachsenen. Ugeskr. Laeg. (dän.) **1931 I**, 378. Ref. Zbl. Kinderheilk. **25**, 794 (1931).
Moro: Morphologische und biologische Untersuchungen über die Darmbakterien des Säuglings. Berlin: S. Karger 1905.
— Die endogene Infektion des Dünndarms. Jb. Kinderheilk. **84**, 1 (1916).
— 2 Tage Apfeldiät (roh und gerieben) zur Behandlung diarrhoischer Zustände im Kindesalter. Klin. Wschr. **1929 II**, 2414.
Naegeli: Allgemeine Konstitutionslehre in naturwissenschaftlicher und medizinischer Betrachtung, Bd. II, S. 84. 1934.
Neisser: Ein Fall von Mutation im Sinne de Vries' bei Bakterien und andere Demonstrationen. Zbl. Bakter. I **38**, 98 (1906).
— Gärung. Zbl. Bakter. **97**, 14 (1926).
Neustadtl u. Steiner: Über gehäuft auftretende Colibazillosen mit paratyphusartigem Krankheitsverlaufe. Wien. klin. Wschr. **1918 I**, 415.
Nissle: Die Colibakterien und ihre pathogenetische Bedeutung. Kolle-Wassermanns Handbuch der pathogenen Mikroorganismen, Bd. VI/1, S. 415. 1929.
Noeggerath u. Nitschke: Urogenitalerkrankungen der Kinder. Pfaundler-Schlossmanns Handbuch der Kinderheilk., Bd. IV, S. 152. 1931.
Paffrath: Permeabilitätsstudien an der Darmschleimhaut, zugleich ein Beitrag zur Pathogenese der Säuglingsintoxikation. Abh. Kinderheilk. Beih. zum Jb. Kinderheilk. **28**.
Pfaundler, v.: Eine neue Form der Serumreaktion auf Coli- und Proteusbacillosen. Zbl. Bakter. I Orig. **23**, 9, 71, 131 (1898).
— Über „Gruppenagglutination" und über das Verhalten des Bacterium coli bei Typhus. Münch. med. Wschr. **1899 I**, 15.
— Spezielle Immunitätslehre betreffs Bacterium coli. Kolle-Wassermanns Handbuch der pathogenen Mikroorganismen, Bd. 4. 1903.
Plantenga: Ätiologie und Pathogenese der sog. alimentären Intoxikation. Jb. Kinderheilk. **109**, 195 (1925).
— Das Colitoxin. Jb. Kinderheilk. **129**, 253 (1930).
Plonzker: Coli im Säuglingsmagen. Jb. Kinderheilk. **109**, 96 (1925).
Pondsmann u. Wijngaarden: Colitoxin. Leeuwenhoek **3**, 244 (1936).
Prell: Zur Kenntnis einiger defekter Coliformen. Zbl. Bakter. I Orig. **80**, 225 (1918).
Railliett et Ginsbourg: Colibazillose aigue chez un nourisson de 6 mois. Bull. Soc. Pédiatr. Paris **33**, 140 (1935).
Reichel: Die keimwidrigen Kräfte im Magen-Darm-Kanal. Jb. Kinderheilk. **129**, 127 (1930).
Reichenbach: Die Einwanderung von Colibakterien in den Darmkanal der Neugeborenen. Magy. orv. Arch. **31**, 468 (1930).
Reiter: Über intravenöse Dauertropfinfusion. Wien. med. Wschr. **1936 II**, 798.
Reuss, v.: Klinische Beobachtungen über Paratyphus. Med. Klin. **1915 I**, 1.
— Zur Frage der Coliabartung bei den Ernährungsstörungen des Säuglings. Scritti med. in onore di R. Jemma. **2**, 1085 (1934).
— Zur Frage der Paracoliinfekte im Kindesalter. Liječn. Vjesn. (serbo-kroat.) **69**, 452 (1937).
— Einige aktuelle Fragen in der Säuglingsernährung. Wien. klin. Wschr. **1937 I**, 1.
— Schutzmaßnahmen gegen die Säuglingssterblichkeit infolge von Ernährungsstörungen. Internat. Kongr. Kinderfürs. Rom 1937.
Reuss u. Hassmann: Darmbakterienvariabilität und ihre ätiologische Bedeutung für enterale Störungen im Säuglings- und späteren Kindesalter. Wien. klin. Wschr. **1936 I**, 769, 811.
Rhenter et Dardaillon: Meningite e colibacilli chez un nouveanne. Bull. Soc. Obstétr. Paris **22**, 426 (1933).
Rietschel: Zur Pathogenese und Therapie der Sprue, insbesondere der Sprue der Kinder. Dtsch. med. Wschr. **1938 I**, 73.
Rimpau: Epidemien von Brechruhr und gastroenteritische Erkrankungen unbekannter Ätiologie. Arch. f. Hyg. **115**, 272 (1936).

ROETHLER: Über das Verhalten der Amine bei Dyspepsien und Intoxikation. Jb. Kinderheilk. **120**, 162 (1928).
ROMINGER: Die Ernährungsstörungen des Säuglings. PFAUNDLER-SCHLOSSMANNS Handbuch der Kinderheilkunde, Bd. III, S. 100. **1931**.
— u. MAYER: Klinisch-experimentelle Untersuchungen über Aminbildung im Säuglingsdarm. Mschr. Kinderheilk. **29**, 569 (1925).
RÖSSLE: Klin. Wschr. **1933 I**, 574.
ROSENOW: Zit. bei NOEGGERATH u. NITSCHKE: Handbuch der Kinderheilkunde, Bd. IV, S. 156, 1931.
ROSKE: Über Bedingungen der Aminbildung durch Bacterium coli. Jb. Kinderheilk. **120**, 186 (1928).
RUSSO: Eine enterocolitische Hausepidemie mit verschiedenen „spezifischen Erregern". Münch. med. Wschr. **1938 I**, 747.
SARTORIUS: Zur Ruhrdiagnostik. Zbl. Bakter. I Orig. **111**, 266 (1929).
— Klinik und Ruhrforschung. Med. Klin. **1932 I**, 777.
SAUER: Enteritis: Its control and prevention bey the Dick diet kitchen and mercery technic. Amer. J. Diss. Childr. **50**, 159 (1935).
SCHEER: Über die keimabtötende Wirkung des Magensaftes auf die Bazillen der Typhus-Coli- und Ruhrgruppe. Arch. f. Hyg. **88**, 130 (1919).
— Bakteriologisch-serologische Untersuchungen zur endogenen Infektion des Dünndarms. Z. Kinderheilk. **32**, 241 (1920).
— Die Colivaccinetherapie der toxischen Säuglingsdyspepsien. Jb. Kinderheilk. **130**, 45 (1930).
SCHLACK: Zit. bei NOEGGERATH und NITSCHKE. PFAUNDLER-SCHLOSSMANNS Handbuch der Kinderheilkunde, Bd. IV, S. 152. 1931.
SCHREIBER: Apfeldiät und Darmflora. Med. Klin. **1931 II**, 1446.
SCHUBERT u. DAVID: Paracoli als Nahrungsmittelvergifter. Med. Klin. **1935 II**, 979.
SCHWARTZER: Die Beeinflussung der experimentellen Colitoxinvergiftung durch C-Vitamin und Nebennierenrindenhormon. Mschr. Kinderheilk. **72**, 208 (1938).
SEYFFARTH: Über Colibefunde im Magen und Stuhl frühgeborener Kinder. Mschr. Kinderheilk. **52**, 73 (1932).
SHANKS: Congenital abnormalities of the colon. Brit. J. Radiol. **10**, 261 (1937).
SHITATE: Studies on the bacteriophage of bacillus-coli. I. Orient. J. Diss. Infants **9**, 1 (1931). — Zbl. Kinderheilk. **25**, 631 (1931).
— II. Orient. J. Diss. Infants **9**, 37 (1931); **10**, 1 (1931). — Zbl. Kinderheilk. **26**, 260 (1932).
SITTLER: Die wichtigsten Bakterientypen der Darmflora beim Säugling, ihre gegenseitigen Beziehungen und ihre Abhängigkeit von äußeren Einflüssen. Würzburg: Kabitzsch 1909.
SOKGOBENSON u. JAENINA: Zur Frage der Mikroflora des Darmes bei toxischen Sommerdurchfällen der Kinder. Z. Mikrobiol. **17**, 353 (1936).
SZICKELI: Biologisches über den Erreger der Coli-Pyelo-Cystitis. Zbl. Bakter. I Orig. **92**, 527 (1924).
TEVELI: Beiträge zur Bakteriologie der Pyurie. Arch. Kinderheilk. **96**, 208 (1932).
UFFENHEIMER: Die Darmflora. PFAUNDLER-SCHLOSSMANNS Handbuch der Kinderheilkunde, Bd. III, S. 541. 1931.
VASILE: Kurze Bemerkungen über den biologischen Charakter der Colistämme der kindlichen Pyelocystitis. Arch. Kinderheilk. **97**, 238 (1932).
VOGT: Sind die Sauervollmilchen der Allgemeinheit zur Ernährung des gesunden jungen Säuglings zu empfehlen? Arch. Kinderheilk. **102** (1934).
— Ernährungsstörungen des Säuglings. Mschr. Kinderheilk. **71**, 98 (1937).
WALLGREEN: Erfahrungen über epidemischen Icterus (sog. Icterus catarrhalis). Acta paediatr. (Stockh.) **9**, 2 (1930).
WEISS: Zur Frage des Dyspepsiecoli. Mschr. Kinderheilk. **31**, 404 (1926).
WISKOTT: Verwendung von Frischapfelpulver in der Behandlung kindlicher Durchfallserkrankungen. Klin. Wschr. **1931 II**, 1252.
WOLFF: Die MOROsche Apfeldiät zur Behandlung diarrhoischer Zustände. Dtsch. med Wschr. **1930 II**, 2, 211.

I. Einleitung.

Seit der Entdeckung des Bacterium coli commune im Harn pyuriekranker Kinder durch ESCHERICH haben sich sowohl die Bakteriologen, als auch die Kliniker mit dem Vorkommen des Colibacillus bei den verschiedenartigsten Erkrankungen befaßt. Gilt er nunmehr als der Haupterreger der kindlichen Pyurie, so besteht auch kein Zweifel mehr, daß der Colibacillus, wenn er bei den mannigfachsten Erkrankungen außerhalb des Darmsystems, beispielsweise bei einer Meningitis im Liquor, bei einer Phlegmone oder Peritonitis im Eiter bzw. bei einer Lebererkrankung in der Galle gefunden wird, als pathogener Keim bezeichnet werden muß.

Im Darmtrakt werden hingegen schon in gesunden Tagen Colibacillen nachgewiesen, deren Invasion in den Körper des neugeborenen Kindes nach Untersuchungen von KLEINSCHMIDT, SITTLER sowie REICHENBACH und BLACKLOCK schon in den ersten Lebensstunden vom Mund und After her, also ab- und aufsteigend erfolgt. Diese Colibacillen unterscheiden sich zunächst in der Regel nicht von denen der darmkranken Kinder, so daß die Frage, ob ein solcher bei einer Darmerkrankung gefundener Colibacillus auch als „Erreger" der Krankheit zu gelten hat, sich nicht exakt beantworten ließ. Später wirkten die Untersuchungen MOROs, daß bei gesunden Säuglingen und älteren Kindern im oberen Dünndarm in der Regel fast völlige Keimfreiheit herrscht, dagegen bei darmkranken Kindern ein „Aufwandern" der Colibacillen aus den untersten Dünndarmschlingen erfolgt und dann auch im obersten Dünndarm reichlich Colibacillen nachweisbar werden, bahnbrechend. Er bezeichnete diesen Vorgang als *endogene Infektion*, indem er annahm, daß die in normalen Zeiten nur ganz vereinzelt im Dünndarm vorkommenden Colibacillen unter geeigneten Bedingungen zu wuchern beginnen. Diesem Umstande mußte Rechnung getragen und zugegeben werden, daß der Colibacillus auch als „Erreger" einer Darmerkrankung in Frage kommen, also auch im Darm eine pathogene Wirkung entfalten kann.

Die weiteren Bestrebungen zielten nun darauf ab, die *saprophytären* Colikeime von den *krankmachenden, also parasitären* Colibacillen in kultureller oder serologischer Hinsicht abzutrennen. Die Vielfalt der dafür in Anspruch genommenen Untersuchungsmethoden, insbesondere der Nährböden, hat vorerst nur das eine Ergebnis zeitigen können, daß eine bald von bakteriologischer, bald von klinischer Seite vorgenommene Klassifizierung der Colikeime an der ganz besonders hochgradigen *kulturellen Vielgestaltigkeit der Colibacillen* scheitern muß, wenn sie über bestimmte Hauptmerkmale hinauszugehen versucht.

Die große Zahl kultureller und sonstiger Verschiedenheiten der Colikeime hat schon ESCHERICH dazu veranlaßt, von „persönlichen Colirassen" zu sprechen, was soviel bedeuten sollte, daß jedes Kind seine eigene, biologisch anders geartete Colirasse beherberge. Es schien ihm eine Klassifikation und Unterscheidung der saprophytären und parasitären Colistämme auf diesem Wege unmöglich. Die Richtigkeit dieser Auffassung konnte in besonders augenfälliger Weise v. PFAUNDLER erweisen, der beobachtete, daß eine von ihm als „Fadenreaktion" bezeichnete Form der Agglutination nur dann eintrete, wenn der Colistamm des Patienten mit dem Serum desselben Kranken zusammengebracht wurde. Bei Verwendung heterologer Colistämme blieb diese Reaktion regelmäßig aus.

Einer Art von Colibakterien, der Dyspepsiecoli ADAMs, muß besonders Erwähnung getan werden, da sie von bakteriologischer Seite als dem Kälberruhrbacillus ähnliche Keime angesprochen werden und von zahlreichen Kinderklinikern wegen der Konstanz der Eigenschaften als hauptsächlich vorkommende Erreger schwerer Darmerkrankungen im Säuglingsalter gelten. Aber auch die Eigenschaften dieser Dyspepsiecoli scheinen nicht immer so konstant zu sein, wie allgemein angenommen wird, worauf als erster WEISE und später auch HASSMANN und KAEHLER hinwiesen.

Hat die kulturelle und serologische *Typenbestimmung* der Bakterien gerade bei der Klärung der Ätiologie der enteralen Störungen im Säuglings- und späteren Kindesalter viel geleistet — konnten doch eine Anzahl uncharakteristischer Darmerkrankungen in diesen Altersstufen mit Hilfe der bakteriologischen Untersuchungen als Typhus, Paratyphus, Dysenterie bzw. Paradysenterie geklärt werden —, so läßt gerade die Typenbestimmung bei einer großen Zahl von Bakterienstämmen, die bei ähnlichen Erkrankungen oft erst bei Reihenuntersuchungen gefunden werden, im Stich. Bei diesen letzteren Erkrankungsformen bildet allem Anschein nach die *Variabilität* der Colibacillen eine der letzten ätiologischen Faktoren.

Es sei von vornherein festgestellt, daß bereits ESCHERICH die vom Normaltypus abweichenden Colistämme, die wir heute als *Paracoli* bezeichnen, kannte, und wegen des blauen Wachstums der Kolonien auf der Nährplatte von CONRADI-DRIGALSKI als ,,blaue" Colistämme bezeichnete. Er nahm bereits damals an, daß diese vom Normalcoli verschiedenen Colistämme bei enteralen Störungen eine ätiologische Bedeutung haben. Viele von ihm so benannte Colistämme wurden durch die verfeinerte kulturelle wie serologische Untersuchungsmethodik den heute schon allgemein als pathogen geltenden *Paradysenterie*stämmen zugeordnet, es gibt aber sicher noch eine große Gruppe von Paracolibacillen, die derzeit in *keine* dieser Stammformen eingereiht werden können und überdies eine ausgesprochene Variabilität in ihrem kulturellen und serologischen Verhalten aufweisen. Die Mittlerrolle der Paracolistämme in der großen Coli-Typhus-Bakteriengruppe wird von vielen Bakteriologen noch abgelehnt, doch nehmen sich gerade die Kliniker (REUSS, SCHITTENHELM, HÖRING) dieses Gedankenganges an.

Neben den Paracolibacillen und Dyspepsiecolistämmen muß aber angenommen werden, daß auch andere Keime der Bacterium coli commune-Gruppe *ohne* kulturelle Besonderheiten und serologische Differenziertheit doch auch im Darm unter geeigneten Bedingungen eine krankmachende Bedeutung haben oder annehmen können, da es kaum vorstellbar ist, daß Keime der gleichen Gruppe, die zweifellos die Erreger der verschiedensten, außerhalb des Darmes lokalisierten Erkrankungen sind, nicht im Darm selbst unter bestimmten Umständen eine krankmachende Wirkung entfalten können. Sie wird immer dann eintreten können, wenn das *Gleichgewichtsverhältnis der Symbiose zwischen Wirt und Keim* zugunsten des Keimes verschoben wird.

Alle diese Fragen bewegen vor allem den Arzt am Krankenbett, wenn bei enteralen Störungen die bakteriologischen und serologischen Untersuchungen, wofern sie sich auf die allgemein als pathogen geltenden Keime der Coli-Typhusgruppe beschränken, negativ ausfallen. Nur die Erkenntnis von *Zusammenhängen der sogenannten saprophytären und parasitären Keime sowie der symbiotischen Einwirkung von Wirt auf Keim und umgekehrt* kann Lücken unseres bisherigen Wissens ausfüllen. Darauf näher einzugehen, sei nachstehenden Ausführungen vorbehalten.

II. Bakteriologie der Colibacillen.
1. Namengebung und Einteilung nach kulturellem und serologischem Verhalten.
a) Bacterium coli commune.

Unter Bacterium coli commune versteht man den, bei jedem gesunden Menschen vorkommenden, beim Säugling schon bald nach der Geburt in den Organismus eindringenden Keim, ein im allgemeinen auffallend plumpes, 1 μ breites und 2—3 μ langes gramnegatives Stäbchen mit 4—6 peritrichen Geiseln (KLIMMER). Colibakterien gedeihen am besten bei einem p_H-Wert von 6,8 bis 8,2 und bewegen sich mit Hilfe der peritrichen Geiseln mäßig rasch vorwärts. Die kulturelle Fortzüchtung des Bact. coli commune ergibt im allgemeinen eine Vergärbarkeit vieler Zuckerarten, ferner zeigt die Bebrütung in Eiweißlösung (Trypsinbouillon), daß der Colibacillus auch Eiweiß unter Fäulnis (Indolbildung) abzubauen imstande ist. Daraus geht hervor, daß er sowohl im Milieu gärungsfähiger als auch fäulnisfähiger Substanzen sehr gut gedeihen kann und sich da außerordentlich zu vermehren imstande ist. Die Züchtung auf den verschiedenen Nährböden hat aber gezeigt, daß die *Vergärbarkeit verschiedener Zuckerarten* bei den verschiedenen Colistämmen durchaus nicht regelmäßig, ja nicht einmal bei einem und

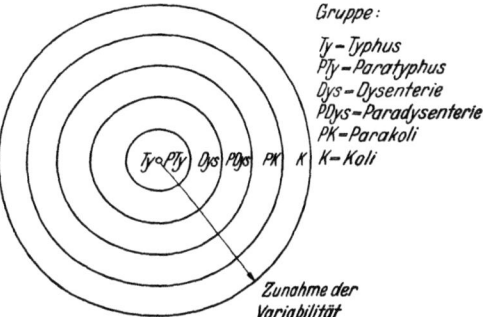

Abb. 1. Die Variabilität der Coli-Typhus-Dysenteriegruppe. Die einzelnen konzentrischen Kreise sollen die vom fixen Typhusbacillus über Paratyphus, Dysenterie, Paradysenterie, Paracoli bis zum variablen Colibacillus zugleich mit der Zahl der Typen stetig zunehmende Variabilität zum Ausdruck bringen.

demselben Colistamm gleichbleibend ist. Der Wunsch der Bakteriologen, eine scharfe Abgrenzung und damit Einteilung der großen Coligruppe zu treffen, war allgemein dadurch begründet, daß, wie in jeder anderen Bakteriengruppe auch in der Coli-Typhus-Bakteriengruppe gerade durch die *Typenbestimmung* sich große Gruppen abtrennen ließen, die sich als absolut oder relativ pathogene Erreger erwiesen. In diese Gruppen gehören der kulturell scharf umrissene *Typhus*bacillus und die bereits wieder mehrere Typen umfassende Gruppe von *Paratyphus*- und *Dysenterie*bacillen. Ein schon wesentlich umstritteneres Typengebiet bildet die Gruppe der giftarmen *Paradysenterie*stämme, deren pathogenetische Bedeutung wohl allgemein anerkannt wird, deren Bestimmung aber gewöhnlich erst dann gelingt, wenn die kulturellen Methoden im Vereine mit serologischen Anwendung finden. Ihre Bestimmung stößt wiederholt, wie auch aus der Arbeit von HAESSLER hervorgeht, auf Schwierigkeiten, da ihre Abgrenzung gegenüber anderen indolbildenden und beweglich werdenden Stämmen *(Paracolibacillen)* manchmal nicht gelingt. Das Problem der *Variabilität* spielt in dieser Gruppe, die bereits eine ungleich größere Vielfalt der kulturellen und serologischen Eigenschaften zeigt, schon eine bedeutsame Rolle. Es hat den Anschein, daß mit Zunahme der einer Gruppe angehörigen Typen auch die Variabilität zunimmt, was sich am besten durch obenstehende Zeichnung veranschaulichen läßt (Abb. 1).

b) Dyspepsiecoli.

Von ADAM wurde bei schweren Darmstörungen ein Colityp gezüchtet, der von ihm Dyspepsiecoli genannt wurde und sich dadurch auszeichnet, daß er ähnlich dem Kälberruhrbacillus (JENSEN) weit mehr Zuckerarten als der gewöhnliche Colibacillus zu vergären vermag. So werden von diesen Stämmen nicht nur Milchzucker, Maltose, Mannit, Saccharose und Traubenzucker vergoren, sondern mit großer Regelmäßigkeit auch Rhamnose, Dulcit, Isodulcit, Arabinose, Sorbit und Adonit. Bei kultureller Fortzüchtung dieser Stämme konnte ADAM feststellen, daß der Dyspepsiecoli diese Eigenschaften konstant beibehält, weswegen ihm eine besondere pathogenetische Bedeutung beigemessen wurde. Daß es nur *eine* Dyspepsiecolirasse gibt und von dieser sogar ein eigener „Pyuriecoli" (FRANK) unterschieden werden kann, wird aber von vielen Autoren abgelehnt (SZIKELI, VASILE, HERBST). KLEINSCHMIDT fand bei Darmstörungen neben dem Dyspepsiecoli ADAMs auch Colistämme, die Adonit nicht veränderten und auf Grund dieser Eigenschaften als mit den Kälberruhrbacillus (Typ IV) identisch anzusehen waren. Ebenso spricht BESSAU bereits von „zahlreichen" Dyspepsiecoliarten, die aber auch seiner Ansicht nach immerhin ein regelmäßiges und konstantes Verhalten aufweisen und unter den verschiedenen Colirassen am meisten pathogen sind. Dagegen hat WEISE und ebenso WEISS feststellen können, daß der Dyspepsiecoli doch nur eine Variante des gewöhnlichen Colibacillus ist, da die Überführung des gewöhnlichen Colibacillus in den Dyspepsiecoli durch kulturelle Methoden bzw. durch Tierpassage möglich ist. Auch HASSMANN konnte zeigen, daß die Eigenschaften einzelner Dyspepsiecolistämme in der Kultur variabel sein können, die Konstanz der Eigenschaften also nicht bei allen solchen Stämmen zu finden ist. Wenn nun KAEHLER jüngst behauptet, daß die Dyspepsiecolistämme „sich aber auch durchaus wie normale Colistämme verhalten können", als Dyspepsiecoli also jeder bei einer schweren Darmerkrankung des Säuglings oder auch Erwachsenen gefundene Stamm zu gelten hat, dann wäre jede weitere kulturelle Unterscheidung überflüssig. Es erscheint dann aber auch sehr fraglich, ob unter diesen Gesichtspunkten ein serologischer Nachweis des Dyspepsiecolistammes immer möglich ist. Im Einzelfall kann das, wie KAEHLER gezeigt hat, wohl gelingen.

Die von ADAM, CATEL, GOLDSCHMIDT u. a. im Tierversuch geprüften, als Dyspepsiecoli bezeichneten Stämme haben eine ausgesprochene pathogene Wirkung gezeigt. Die Dyspepsiecoligruppe spielt daher bei der Entstehung enteraler Störungen sicher eine wesentliche Rolle. Es handelt sich aber bei der Dyspepsiecoligruppe doch wahrscheinlich nur um eine relativ beständige Dauermodifikation der großen Bacterium coli-Gruppe.

c) Paracoli.

Als Paracolibacillen bezeichnet NISSLE alle Colistämme, die im Nährboden Milchzucker nicht verändern. Sie sind kulturell und auch serologisch oft sehr different, so daß eine Unterteilung dieser Stämme seiner Meinung nach wenig aussichtsreich oder zweckvoll erscheint. Wegen der Inkonstanz der kulturellen und serologischen Eigenschaften werden sie vielfach als saprophytäre Minusvarianten bezeichnet und ihre ätiologische Bedeutung von bakteriologischer Seite geleugnet. Wird diesem Gedankengang aber entgegengehalten, daß

Paracolistämme im Tierversuch sehr oft außerordentlich toxisch wirken (HASSMANN und SCHARFETTER), weiters, daß alle als pathogen anerkannten Stämme der Coli-Typhusgruppe Milchzucker nicht vergären, so ist schwer verständlich, warum gerade die Paracolibacillen nur als Saprophyten zu bezeichnen sein sollten. Zahlreiche Untersuchungen von DEAK, HASSMANN, HÖRING, HORNUNG, SCHUBERT und DAVID bestätigen die Ansicht GOTTSCHLICHs, daß gerade die Minusvarianten unter den Bakterien sehr häufig parasitäre Eigenschaften haben oder annehmen können. Gegen diese Auffassung könnte zwar angeführt werden, daß trotz des oftmals gelungenen tierexperimentellen Nachweises der toxischen Eigenschaften dieser Erreger sie auch relativ häufig bei Gesunden gefunden werden können und eine toxische Eigenschaft diesen Keimen dann fehlt. Bacillenträgertum findet man jedoch, wenn auch seltener, bei allen sonstigen als pathogen anerkannten Milchzucker nicht vergärenden Vertretern der Typhus-Dysenteriegruppe, so daß auch dieser Einwand nicht stichhaltig erscheint.

Während eine Minderzahl der Paracolistämme im kulturellen Verhalten absolut konstant bleibt, zeigen andere Paracolistämme große Neigung zum Erwerb neuer oder Aufgeben bisher bestehender Eigenschaften, also ein besonders variables oder fluktuierendes Verhalten. Ihre große Neigung, zu variieren, bildete ebenfalls einen Grund, warum man die Paracolistämme als saprophytäre Keime bezeichnete und bisher wenig beachtete.

d) Andere Varianten.

Schon aus den bisherigen Ausführungen ergibt sich, daß der Colibacillus im allgemeinen als stark fluktuierender Keim bezeichnet werden kann. Es geht dies auch noch daraus hervor, daß sich bei Coli-Plattenkulturen unter den Kolonien überdies noch Rauh- und Glattformen sowie Flach- und Rundformen finden, die sich bezüglich Kultivierung und serologischer Prüfung verschieden verhalten können. Beispielsweise agglutiniert ein aus Flachformen gewonnenes Immunserum manchmal nur einen aus Flachformen kultivierten Stamm und umgekehrt. Auch die Knopfbildung bzw. das Fehlen derselben auf 1%igem Raffinoseagar (HILGERS) dient zur Unterscheidung verschiedener Varianten. Überdies werden Colirassen nach ihrem besonderen Verhalten gegenüber Hämoglobin als hämolytische und anhämolytische Colistämme (MEYER und LÖWENBERG) unterschieden, nach ihrem Verhalten gegenüber Saccharose als Bacterium coli perfectum und imperfectum (NISSLE). Diese letztere Einteilung wird aber vielfach nicht einheitlich durchgeführt, da auch Paracolibacillen den Keimen der Bacterium coli imperfectum-Gruppe in der Bezeichnung gleichgesetzt werden (HÖRING, RUSSO). Wachsen auf den üblichen Nährböden, besonders auf der Nährplatte nach CONRADI-DRIGALSKI, die Colibakterien besonders stark und in schleimartigen Kolonien, so werden sie als *Coli mucosus*-Stämme bezeichnet; auch ihnen wurde, ähnlich wie den hämolytischen Colistämmen, eine besondere ätiologische Bedeutung beigemessen. Weit seltener findet sich noch die Bezeichnung und Trennung der Colistämme in Coli histaminogenes und tyraminogenes. Varianten von Colistämmen, die Harnstoff unter Amoniakbildung spalten, stellte MAI bei Pyurien mit alkalischem Harn fest. Nach NISSLE kommt aber allen diesen Varianten keine besondere ätiologische Bedeutung zu, eine Einteilung nach diesen Gesichtspunkten soll daher besser unterbleiben.

Eine besondere Stellung nehmen nach GOTTSCHLICH noch die Colistämme ein, die der Gruppe des *Bacterium coli mutabile* angehören. Sie wachsen auf den spezifischen Nährböden zuerst in Form einer farblosen Kolonie; die bei längerer Bebrütungsdauer sich aus dieser Kolonie bildenden Fortsätze („Knöpfe") vermögen aber bereits den Milchzucker des Nährbodens zu spalten und erscheinen dann auf der Endoagarplatte als rote, metallisch glänzende Tochterkolonien. Bemerkenswert ist das gleichbleibende Verhalten der Mutterkolonie bei der kulturellen Weiterzüchtung. Es scheint sich hier um eine für die allgemeine Pathologie der „Colikrankheiten" außerordentlich wichtige Variante zu handeln, die in Anbetracht der stets gleichmäßig wiederkehrenden Variation als „Dauervariante" bezeichnet werden könnte.

2. Technik der Züchtung und Differenzierung.

Die Züchtung der Colibakterien geschieht nach Aufschwemmung eines kleinen Stuhlteiles in steriler physiologischer Kochsalzlösung und Ausstreichen auf den spezifischen Nährböden, vor allem auf der Endoagarplatte, dem Nährboden nach CONRADI-DRIGALSKI oder besser — wegen Hemmung des da leicht überwuchernden Wachstums der Proteusbacillen — auf dem Nährboden nach GASSNER.

Der *Lackmus-Nutrose-Milchzuckeragar* nach DRIGALSKI und CONRADI wird in der Weise hergestellt, daß einerseits Fleischwasser ($1^1/_2$ kg fettfreies Fleisch auf 2 Liter Wasser) mit 20 g Pepton sicc. Witte, 20 g Nutrose und 10 g Kochsalz versetzt wird. Dieses Gemisch wird 1 Stunde gekocht, durch Leinwand filtriert und das Filtrat auf 2 Liter Gesamtmenge ergänzt. Dazu werden 60—70 g zerkleinerter Stangenagar gegeben; diese Mischung läßt man 2 Stunden quellen und kocht sie dann 3 Stunden im Dampftopf. Der fertige Nutroseagar wird nun gegen Lackmuspapier schwach alkalisch gemacht, filtriert und wieder sterilisiert. Andererseits werden 260 ccm der fertigen Lackmuslösung 10 Min. gekocht, dazu 30 g chemisch reiner Milchzucker gegeben und nochmals 15 Min. gekocht. Die heiße Lackmusmilchzuckerlösung wird zum heißen flüssigen Nutroseagar dazugegeben, gut durchmischt und die verlorengegangene schwach alkalische Reaktion wieder hergestellt, hierauf überdies 3,8 ccm einer heißen sterilen Normalsodalösung zugesetzt. Der Schüttelschaum muß nunmehr etwas bläulich sein, worauf zur bisherigen Mischung noch 20 ccm einer frisch bereiteten Lösung von chemisch reinem Krystallviolett (0,1 g auf 100 ccm destillierten Wassers) dazu gegeben wird. Die fertige Lösung wird nochmals vorsichtig sterilisiert und abgefüllt, sowie jeweils nach Bedarf in Platten ausgegossen.

Der *Fuchsin-Milchzuckeragar* nach ENDO beruht ähnlich wie der vorhergehende darauf, daß unter Zusatz eines Indicators die Säurebildung der Bakterien aus Milchzucker untersucht und durch Farbenumschlag kenntlich gemacht wird. Zu 1000 g Fleischwasser kommen 10 g Pepton, 5 g Kochsalz und 30—40 g zerkleinerter Stangenagar. Nachdem der Agar einige Stunden zum Quellen gebracht wurde, wird er 3 Stunden im Dampftopf gekocht. Nach Neutralisation des Gemisches unter Zuhilfenahme des Lackmusindicators werden noch 7 ccm sterile Normalsodalösung dazugegeben, gekocht und filtriert.

Hierauf wird 10 g chemisch reiner Milchzucker, 5 ccm konzentrierte alkoholische filtrierte Fuchsinlösung und 25 ccm einer 10%igen frisch bereiteten Lösung von Natriumsulfit dazugegeben. Der Nährboden ist dann farblos oder leicht rosarot gefärbt.

Bei der Herstellung der *Dreifarbennährböden mit Metachromgelb und Wasserblau* nach GASSNER fügt man zu 2 Liter eines schwach alkalischen Fleischwasserpeptonagars erstens 125 ccm 2%iges Metachromgelb, das 2 Min. lang aufgekocht wurde, zweitens 175 ccm einer 1%igen Wasserblaulösung und 100 g Milchzucker dazu. Die beiden letzten Lösungen müssen aber, bevor sie zur ersten dazugegeben werden, 10 Min. lang gekocht sein. Der Nährboden ist ausgesprochen grün.

Erfolgt das Wachstum auf der Endoagarplatte und dem Nährboden nach DRIGALSKI in flächenartigen, leicht irisierenden Kolonien mit etwas gebuchtetem

Rand, die auf dem Endonährboden in roter, auf der GASSNER-Platte in tiefblauer Farbe sichtbar werden, so handelt es sich um Stämme der Bacterium coli commune-Gruppe. Nach Reinzüchtung einer einzelnen Kolonie wird der Stamm auf seine Beweglichkeit im hängenden Tropfen und mit Hilfe der „bunten Reihe" näher bestimmt.

Unter der sog. „bunten Reihe" versteht man flüssige Nährböden, die verschiedene Zuckerarten und eine Indicatorfarblösung enthalten, die dann bei Umschlag oder Gleichbleiben der Farbe anzeigt, ob der Zucker von der betreffenden Bakterienart vergoren wird oder nicht. Nach BARSIEKOW wird die erste Lösung so hergestellt, daß in 1 Liter destilliertes Wasser 10 g Nutrose und 5 g Kochsalz 2 Stunden lang im Dampftopf gekocht und filtriert wird, bis das Filtrat vollkommen klar ist. Hierauf wird es abgefüllt und 1 Stunde lang sterilisiert.

Zu 200 ccm dieser Stammlösung fügt man 15—20 ccm Lackmuslösung und 2 g Zucker, die man früher 15 Min. lang im Wasserbad gekocht hat. Nun werden die verschiedenen Zuckerarten dazugegeben, und zwar 2% Traubenzucker, Milchzucker, Maltose, Mannit und Saccharose bzw. Rhamnose, Dulcit, Sorbit, Sorbose, Adonit und andere, dann gekocht, worauf nochmals an 2 aufeinanderfolgenden Tagen je 15 Min. im Dampf sterilisiert wird.

Diese mit dem jeweiligen Zucker versehenen Nährböden werden noch dadurch ergänzt, daß eine *Trypsinbouillon nach* NEISSER zur Prüfung der Indolbildung der Bakterien herangezogen wird. In 1 Liter Bouillon mit p_H 7,2 kommt 0,2 g Trypsin und 10 g Chloroform. Diese Lösung wird unter häufigem Schütteln 24 Stunden bei 37° gehalten, nun filtriert und das Filtrat mit physiologischer Kochsalzlösung im Verhältnis von 1:10 verdünnt. Diese werden wieder an zwei aufeinanderfolgenden Tagen vor Gebrauch nochmals sterilisiert. Ähnlich wird auch die *Milch* als Nährboden zur Prüfung der Gerinnungsfähigkeit durch Bakterien verwendet. Die Milch wird $1/2$ Stunde im Dampftopf gekocht, 1—2 Tage stehen gelassen und abgerahmt. Nach nochmaliger Sterilisation an 2 aufeinanderfolgenden Tagen ist sie der gebrauchsfertige Nährboden.

Da zeigt sich nun, daß in der Regel alle gewöhnlichen Zuckerarten unter Säurebildung verändert werden, aus Trypsinbouillon über Tryptophan Indol gebildet wird und Milch unter der Einwirkung der gewöhnlichen Colibacillen gerinnt. Werden neben den Zuckerarten der üblichen „bunten Reihe" noch die verschiedensten anderen Zuckerarten vergoren, so handelt es sich um Dyspepsiecolistämme nach ADAM. Diese können überdies auch zum Teil serologisch differenziert werden, in dem sie von einem spezifischen Dyspepsiecoliserum agglutiniert werden, während ein anderes Coliserum keine Agglutination oder nur geringe Paragglutination aufweist (ADAM, KAEHLER).

Wird dagegen der Milchzucker des Nährbodens von der Keimaussaat oder auch nur einem Teil derselben nicht verändert, wächst also die Kolonie in der Farbe des Nährbodens oder auf dem GASSNER-Nährboden gelbgrün, so muß eine genaue weitere Differenzierung nach kulturellen und serologischen Methoden durchgeführt werden. Nach Reinzüchtung einer einzelnen Kolonie wird der Stamm auf Beweglichkeit untersucht, in der „bunten Reihe" und überdies serologisch mit Hilfe der verschiedenen Testseren bestimmt. Zeigt nun das serologische Testverfahren, wie das manchmal der Fall ist, neben der Hauptagglutination durch ein spezifisches Serum noch höhergradige Paragglutinationen durch andere spezifische Sera, so kann durch das Absättigungsverfahren nach CASTELLANI die Identität des Stammes gewöhnlich festgestellt werden.

Das Verfahren gründet sich auf die Tatsache, daß das Serum eines infolge Infektion durch nur eine einzige Bacillenart erkrankten Individuums seine Wirksamkeit allen Arten gegenüber verliert, die es mit beeinflußt hat (Mitagglutination), wenn es mit dem homologen Stamm erschöpft wird. Wird das

Serum dagegen mit der nur mitagglutinierenden heterologen Bakterienart zusammengebracht, so verliert es sein Agglutinationsvermögen nur für diese, nicht aber für die homologe Bakterienart.

Kann auch auf diesem Wege eine Abgrenzung gegenüber den bisher als pathogen bekannten Keimen nicht vorgenommen werden, dann besteht die Berechtigung, den gefundenen Stamm der Paracoligruppe zuzuordnen, wofern er sich kulturell wie ein Colistamm verhält. Die Paracolistämme lassen sich dann ähnlich wie die Colistämme auch von spezifischen Paracolitestsera, die im Tierversuch selbst hergestellt werden können, bis zu hohem Titer agglutinieren (HASSMANN). Es kann bei ihnen also ebenfalls eine serologische Bestimmung durchgeführt werden. Es findet sich aber auch bei dieser Bestimmung sehr häufig, daß ein Paracolistamm nur von dem durch den gleichen Stamm erzeugten Testserum bis zur höchsten Verdünnungsreihe, von anderen Paracoliimmunseris aber nur bis zu einem wesentlich geringeren Titer oder gar nicht agglutiniert wird. (Eigene Untersuchungen.)

3. Variabilität.

Solange die Bacterium coli-Gruppe kulturell bekannt ist, ist auch die Selbstbildung von Varianten, auch Minusvarianten bekannt; diese Erscheinungen sind nicht etwa Zeichen einer Degeneration, sondern stellen nur die besondere Anpassungsfähigkeit einer phylogenetisch sehr alten Keimgruppe an seine jeweilige Umgebung dar. GOTTSCHLICH geht noch weiter, wenn er sagt: „Wir müssen die pathogenen Formen phylogenetisch als Abkömmlinge verwandter saprophytischer Lebewesen ansehen und in Erweiterung dieser Auffassung überhaupt die Spezifität nicht als etwas schlechthin Gegebenes und Umwandelbares, sondern als Produkt der Variabilität auffassen." Ähnliche Gedankengänge ergeben sich aus einer Mitteilung v. PFAUNDLER im Jahre 1899, der als erster auf das Phänomen der Gruppenagglutination in der Coli-Typhusgruppe hinwies. Damit soll selbstverständlich nicht behauptet werden, daß die kulturelle und serologische Abgrenzung verschiedener Typen in der Bakteriologie zwecklos sei, ebenso muß es aber Gefahren in sich bergen, die Zusammenhänge zwischen den einzelnen Typen außer acht zu lassen und alle Krankheitsvorgänge nur vom typenbestimmten Mikroorganismus aus zu betrachten. Aus diesem Grunde erscheint es zweckmäßig, auf das Symptom der Variabilität gerade in der Coligruppe ausführlich hinzuweisen.

GOTTSCHLICH unterscheidet nun Variationen, welche unter äußerer Einwirkung eintreten und solche durch innere Ursachen. Den ersteren entsprechen die *gewöhnlichen* und *Dauermodifikationen,* durch innere Ursachen kommt es aber zur echten *Mutation,* die man auch Allogonie zu nennen pflegt.

NAEGELI spricht von Mutation dann, wenn auf Grund verschiedener Entwicklungspotenzen plötzlich und sprunghaft von innen heraus etwas Neues entsteht, mögen dabei auch äußere Momente diese sprunghafte Entwicklung fördern oder auslösen. Ob es solche echte Mutationen unter den Bakterien gibt, ist nach NAEGELI schwer, ja unmöglich zu entscheiden, da den Bakterien die Eigentümlichkeit, sich sexuell zu vermehren, fehle und die Vererbbarkeit zum Wesen des Mutationsbegriffes gehöre. Was an Variabilitäten in der Bakterienwelt zu sehen ist, gehört wohl meist in das Gebiet der *Modifikationen,* die NAEGELI als „durch die Außenwelt geschaffene reversible Veränderungen" definiert.

Scheinen die einmal eingetretenen Veränderungen der Modifikationen inversibel zu sein, dann handelt es sich um sogenannte „Langdauermodifikationen". Diese Bezeichnung scheint deswegen von großer Bedeutung, weil sich schon in ihr die Möglichkeit ausdrückt, daß eine solche Langdauermodifikation sich in ihren biologischen Eigenschaften doch ändern kann, die Konstanz der Mutation also fehlt.

In erster Linie sind es äußere chemische Einwirkungen, die ursächlich für die Entstehung von Varianten oder Modifikationen in Betracht kommen; so kann unter dem Einfluß von Zuckerarten, also gärfähigen Substanzen, wie NEISSER zeigen konnte, experimentell z. B. die Variante des Bacterium coli mutabile im Sinne der Knopfbildung mit nun veränderten Eigenschaften entstehen. Von BURK und SAUERBECK wurden ähnliche Varianten auch direkt aus dem Stuhl von Darmkranken gezüchtet, ein Beweis, daß solche Varianten auch intra vitam entstehen können.

GREIFF und STEIN züchteten aus dem Katheterharn pyuriekranker Kinder, sowie aus dem Stuhl eines dyspeptischen Säuglings mehrere Bakterienstämme, die kulturell den Charakter von Paratyphusbacillen hatten, von den spezifischen Seris aber nicht agglutiniert wurden, während das Patientenserum die Stämme hoch agglutinierte. Nach Bebrütung der Stämme in Organpepbouillon zeigte die Mehrzahl nach 50 Tagen den teilweisen Übergang in gewöhnliche Colibacillen, zum Teil wurden sie nun als Enteritis GÄRTNER-Bacillen bestimmt. Das Lactosespaltungsvermögen konnte überdies durch wiederholtes Überimpfen auf Lactoseagar ständig erhöht werden.

BECK gelang es ebenfalls aus dem Harn eines Kindes eine Bacillenart zu züchten, die sowohl kulturell als auch serologisch als Paratyphus A-Stamm anzusprechen war. Bei Nährbodenpassage (am besten bewährte sich Überimpfung in Milch) mußte aber festgestellt werden, daß es sich um eine Colivariante handelte. Sobald der als Paracoli zu bezeichnende Stamm in Galle überimpft wurde, agglutinierte er wieder in Paratyphus A-Serum, während ihm diese Eigenschaft vor der Überimpfung in Galle nicht zu eigen war. Ganz ähnliche Ergebnisse erzielte HASSMANN bei Überimpfung von typischen Paracolistämmen in Rindergalle. Während sie vorher weder von Typhus- noch von Paratyphusserum agglutiniert wurden, eine solche agglutinierende Fähigkeit nur beim Patientenserum festgestellt werden konnte, trat nach der Überimpfung in Galle nunmehr eine typische Agglutination in einem Falle durch ein Paratyphus B-Serum, im zweiten Falle durch ein Typhusserum ein, während das Patientenserum nur wesentlich geringere Paragglutinationen ergab. Es war also in diesen Fällen zu einer Variation des serologischen Verhaltens gekommen. Auch HÄSSLER schildert eine außerordentlich wichtige Variation von Paradysenterie zu Paracoli: Er beschreibt Erreger, die sich in der bunten Reihe wie Ruhrbacillen verhielten, auf 1%igem Raffinoseagar aber keine Knopfbildung zeigten und sich dann bei positiver Rhamnosereaktion als bewegliche, nicht der Ruhrgruppe zugehörige Bacillen erwiesen. Die Beweglichkeit trat auch erst im Laufe der Überimpfung ein. Die Kulturen ergaben von vornherein fast regelmäßig auch positive Indolreaktion, während die Milchgerinnung teils positiv, teils negativ ausfiel. Gerade diese letzteren Untersuchungen zeigen, daß es nicht nur Beziehungen der Coli- bzw. Paracoligruppe zu Typhus- und Paratyphusstämmen gibt, die sich durch kulturelle und serologische Eigenschaftsveränderungen identifizieren lassen, sondern auch zur Paradysenteriebacillengruppe.

Die Möglichkeit, daß in der Kultur, die aus einer einzelnen Kolonie gezüchtet wurde, bei Fortimpfung ein Überwuchern schon vorher vorhandener, aber bisher nicht in Erscheinung getretener Keime handelt, ist unwahrscheinlich, da eine einzelne Kolonie in der Regel aus einem einzelnen Keim entsteht; überdies ist die Variabilität einzelner isolierter Bakterien ebenfalls schon länger bekannt. Einen weiteren Nachweis in dieser Richtung konnten HASSMANN und SCHARFETTER bei Versuchen mit keimfreien Filtraten am überlebenden Kaninchendarm erbringen. Sie prüften zuerst das Filtrat eines Colistammes, der in der Kultur aus einem Paracolistamm hervorgegangen war, am überlebenden Kaninchendarm durch Registrierung der Darmbewegung auf einer Schreibtrommel und stellten eine ausgesprochene toxische Wirkung fest. Nach Auswaschen des Darmes bis zur normalen Schreibfähigkeit wurde nun das Filtrat des ursprünglichen Paracolistammes geprüft und dabei neuerdings die vollkommen gleiche Reaktionsgröße und -art (Reizung des Darmes) festgestellt. Aus der vollkommen gleichen Wirkungsweise beider Filtrate konnte erschlossen werden, daß es sich beim Übergang von Paracoli in Coli nicht um das Wuchern eines bisher saprophytären im Wachstum unterdrückten Colistammes handelte, sondern um eine echte Variation von Paracoli in Coli, da im anderen Falle das Filtrat des saprophytären Colistammes auch bei Berücksichtigung des P_H-Unterschiedes eine Wirkung hätte vermissen lassen.

Ähnlich wie HASSMANN, DEAK und HERZMANN der experimentelle Nachweis von Varietäten typischer Colistämme und atypischer Paracolirassen gelungen war, konnten sie auch bei unmittelbar post mortem durchgeführten Darminhaltsuntersuchungen solche Variabilitätsvorgänge nachweisen, indem sie zwischen und neben beiden früher genannten Gruppen stehende Übergangsformen fanden, die den Variationskreislauf in dieser Gruppe zu schließen imstande schienen. Auch MARX fand solche Übergangsformen, die sich dadurch zu erkennen gaben, daß sie auf dem Nährboden den Milchzucker zuerst nur in geringem Maße vergoren, um ihn schließlich bei Fortzüchtung entweder vollkommen zu vergären oder unverändert zu lassen (siehe auch GREIFF). Die Tatsache, daß es möglich war, solche Übergangsformen bereits bei der ersten Kultur festzustellen, spricht ebenfalls in dem Sinn, daß es sich bei den Paracolibacillen zum Teil um regelrechte Variationen handelt.

KUNITAKE untersuchte eine größere Anzahl von Colistämmen in gewöhnlicher, aerober und anaerober Kultur, um die Einwirkung des Sauerstoffes auf die Variabilität der Stämme zu untersuchen. Er fand nun, daß der Einfluß des Sauerstoffes auf die Variabilität sehr bedeutend war, da die Variationen biologischer und serologischer Art bei reichlicher Sauerstoffzufuhr auffällig zunahmen, während ihm bei anaerober Kultur die Zahl der Variationen geringer erschien. Er zog daraus den Schluß — zumal die verschiedenen Variationen biologischer und serologischer Eigenschaften durchaus nicht immer gleichzeitig auftraten —, daß es unlogisch wäre, so veränderliche Bakterien wie die der Coligruppe nach bestimmten Grundsätzen einzuteilen und sorgfältige Typenbestimmungen durchzuführen. Auch FOTHERGILL kam auf Grund seiner Untersuchungen bei Paracolistämmen zu dem Ergebnis, daß es sich um Variationen der Coligruppe handle, deren exakte biologische Klassifizierung bisher unmöglich erscheine, zumal ihm eine Verwechslung mit Paratyphusarten leicht möglich erschien. In die gleiche Ergebnisreihe wären noch die Untersuchungen WEISEs bzw. WEISS' einzureihen, denen es gelang, durch kulturelle, wie Tierpassageversuche nachzuweisen, daß gewöhnliche Colistämme phänotypisch in Dyspepsiecolistämme umgezüchtet werden können.

Auf Grund der vorher angeführten Untersuchungen kann ganz allgemein festgestellt werden, daß die Variabilität der Colibakterien eine vielfach bestätigte Tatsache ist; die in der Kultur, wie in vivo nachgewiesenen Varianten lassen nicht nur Beziehungen der einzelnen Coligruppen untereinander, sondern auch solche zur Typhus-, Paratyphus-, Dysenterie- und Paradysenteriegruppe erkennen. LOTZE gelang es nun, diese von bakteriologischer wie klinischer Seite immer wieder gemachten Erfahrungen in außerordentlich überzeugender Weise zu bekräftigen. Er konnte nämlich durch Züchtungsversuche das Bacterium coli in Formen umwandeln, die phänotypisch mit Bacillen der Typhus- bzw. Paratyphusgruppe identisch waren, ebenso auch umgekehrt Typhus- und Paratyphusbacillen in Bacterium coli-Stämme überführen. Er kam ähnlich wie REUSS auf Grund seiner in vitro durchgeführten Versuche zum Schluß, daß sich solche Vorgänge auch im Darminnern abspielen können, und daß die Ursache plötzlich auftretender sporadischer Typhus- oder Paratyphuserkrankungen, aber auch von Epidemien in der *endogenen "Abartung"* von bisher saprophytären Keimen zu selbst hochgradig pathogenen Bacillen gelegen sein könne. In experimenteller Nachahmung der Bedingungen, wie sie die Theorie von der Entstehung der Epidemien durch Bodengase besagt, konnte er weitere außerordentlich interessante, bis dahin unbekannte Ergebnisse feststellen. Er konnte nämlich zeigen, daß Mäuse, deren Darmflora auf Grund bakteriologischer Untersuchungen der Exkrete keine abnormen Keime ergab, dadurch, daß sie ammoniakalischen Exhalationen ausgesetzt wurden, an einer hämorrhagischen Enteritis erkrankten und daran zugrunde gingen, wobei in ihren Stühlen nunmehr stark pathogene Keime auftraten. Damit gelang es ihm, durch exakte experimentelle Untersuchungen beim lebenden Tier endogen abgeartete pathogene Minusvarianten zu erzeugen. In diesem Zusammenhang müssen auch die Untersuchungen HÖRINGs und RUSSOs erwähnt werden. HÖRING vertritt in seinem Buch über „Klinische Infektionslehre" die Auffassung, daß die Variabilität der Colibacillen eine sehr große ist und auch im Darminnern vorkommen kann, mißt diesen Vorgängen jedoch nur eine sekundäre, nebensächliche Bedeutung bei. Unter den Krankheitserregern glaubt er den Paracolibacillen wohl eine fakultativ-pathogenetische Rolle im biologischen Krankheitsgeschehen geben zu können, während er die Colibacillen als rein saprophytäre Keime ansieht. Allerdings läßt er die Frage offen, ob ein im Darm durch Veränderung des Darmchymus oder bakterienregulierender Kräfte sekundär variierter Keim im Laufe des Krankheitsgeschehens nicht doch noch eine pathogenetische Bedeutung bekommen kann.

RUSSO konnte an der Münchener medizinischen Klinik zusammen mit HÖRING eine enterocolitische Abteilungsepidemie im Zeitraum von 11 Tagen wiederholt bakteriologisch und serologisch verfolgen. Es konnte dabei mit Sicherheit ein Nahrungsmittel als Infektionsquelle nicht angeschuldigt werden, obwohl einige Patienten Milch bekommen hatten, welche als Infektionsquelle hätte in Betracht kommen können. Bei allen fanden sich im Stuhle Paracolibacillen, daneben aber auch E-Ruhrbacillen oder Proteusbacillen. Bei einem Kranken, der im Stuhl mit Hilfe kultureller und serologischer Methoden festgestellte Paracolistämme aufwies, wurden zu gleicher Zeit im Blut Paratyphus-BRESLAU-Bacillen gefunden. Überdies wiesen mehrere Patienten auch Paragglutinine für Proteusbacillen sowie für Paratyphus-BRESLAU-Bacillen bis zum Tier von 1 : 400 auf. Die Wiedergabe dieser außerordentlich interessanten Mitteilung erfolgt deswegen ausführlicher, weil die Entstehung der Epidemie doch nur im Sinne einer endogenen Variabilitätsstörung von Keimen befriedigend erklärt werden kann. Es ist nicht anzunehmen, daß eine Infektion mit drei verschiedenen Bakterientypen zu gleicher Zeit erfolgt ist. Vielmehr dürfte es unter dem Einfluß einer besonderen Disposition zu einer mehrfachen Varietätenbildung von einer Bakteriengruppe aus gekommen sein. Ob dieser primäre Keim nun ein Colibacillus war, der, wie RUSSO annimmt, unter dem Einfluß chemisch zersetzter Milch im Sinne einer endogenen Variation einerseits regelmäßig zum Paracolibacillus, andererseits vereinzelt auch zu E-Ruhrbacillen und sogar zu einem Paratyphus-BRESLAU-Bacillus geworden ist, kann nicht entschieden werden. Daß aber auch RUSSO den Standpunkt vertritt, diese sekundären Vorgänge seien belanglos, ist nicht verständlich, denn es kann doch sicher auch der sekundär „abgeartete" Keim als ätiologischer Faktor im Rahmen der sonstigen Krankheitsbedingungen mitwirken. Auf eine andere Möglichkeit der von den ersten Krankheitsfällen ausgehenden Infektion muß aber noch hingewiesen werden, zumal die Erkrankungen nicht explosionsartig an einem Tag auftraten.

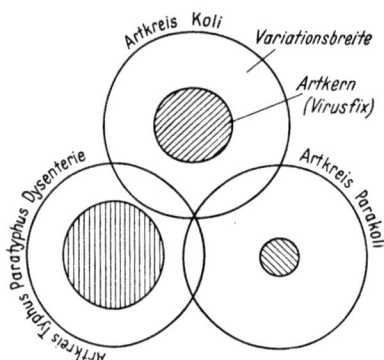

Abb. 2. Die 3 Kreise entsprechen dem Artkreis der Typhus-, Paratyphus-, Dysenterie-, der Coli- und Paracoligruppe. Der schraffierte Innenkern entspricht den fixen, nicht variablen Typen. Er ist bei der erstgenannten Gruppe am größten, bei der Paracoligruppe am kleinsten; die Coligruppe steht in der Mitte. Der weiße Anteil der Kreise entspricht der Variationsbreite, welche das umgekehrte Verhalten zeigt wie die Artkerne. Das Überschneiden der Artkreise veranschaulicht den durch Variation zustande kommenden Übergang von Vertretern eines Artkreises in solche eines anderen.

Es bestünde nämlich die Möglichkeit, daß die bei den Ersterkrankten sekundär abgearteten, pathogen gewordenen Keime auf andere, bisher nicht Infizierte übertragen wurden und dort nunmehr eine exogen bedingte enterale Erkrankung auslösten.

Das Wesentliche dieser Untersuchungen liegt vor allem darin, daß RUSSO Beziehungen der Paracolistämme zu den E-Ruhrbacillen und den Paratyphus-BRESLAU-Bacillen annehmen zu können glaubt. Diese Meinung ist dadurch gerechtfertigt, daß auch SARTORIUS bei einer Ruhrepidemie einen E-Ruhrstamm isoliert hat, der in der Folgezeit coliartige Varianten bildete. Im Hinblick darauf meint SARTORIUS und ähnlich auch HODER, daß aller Wahrscheinlichkeit nach als Ruhrerreger auch abgestufte Varianten des E-Ruhrbacillentypes bis zur Bacterium coli-Gruppe hin in Betracht gezogen werden müssen, und daß deshalb in vielen Fällen nichts anderes gefunden werden könne, als sogenannte „wild gewordene Colistämme". Für die Entstehung solcher Keime scheint auch ihm eine endogene Veränderung der Darmflora durch plötzliche Änderung des Nahrungschemismus die Hauptbedingung zu sein.

Damit ist aber auch die Lösung der Frage gegeben, ob endogen eine Umwandlung pathogener oder erst sekundär pathogen gewordener Keime in apathogen scheinende Keime möglich ist. HASSMANN und SCHARFETTER ist es bereits gelungen, bei Prüfung keimfreier Filtrate von Paracoli- und Colistämmen, die nebeneinander im Stuhl kultiviert wurden, den Nachweis zu führen, daß beide Stämme am überlebenden Kaninchendarm in vollkommen gleicher Weise toxisch wirken können. Damals wurde von ihnen bereits die Vermutung ausgesprochen, daß die Colistämme während der Darmpassage aus Paracolistämmen entstanden seien. Die Ansicht wird noch dadurch unterstützt, daß es ihnen, ähnlich wie MARX und MEVES gelungen war, Übergangsformen zwischen Coli- und Paracolistämmen im Dünndarm verstorbener Kinder nachzuweisen. Die Variabilität von Darmkeimen im Darminnern ist daher nicht höchstunwahrscheinlich, wie GINS meint, sondern auf Grund der angeführten Tatsachen sogar außerordentlich wahrscheinlich; freilich liegen die Verhältnisse dabei sehr kompliziert. Sie können, soweit es die Beziehungen der Bakterienartkreise zueinander betrifft, vielleicht am einfachsten in folgender Skizze (Abb. 2) dargestellt werden.

4. Wirkung der verschiedenen Colivarianten.

a) Epidemiologische Verhältnisse.

Die Verbreitung der verschiedenen Varianten der Coligruppe ist in Anbetracht der phylogenetisch wohl ältesten Symbiose zwischen Mensch und Keim eine allgemeine. Der Schwierigkeit in der Beurteilung, welcher oder welchen Varianten eine größere Bedeutung in der Ätiologie der verschiedenen enteralen und sonstigen Erkrankungen zu geben ist, kann am ehesten noch dadurch begegnet werden, daß man das Verhältnis der einzelnen Varianten zueinander beim bakteriologischen Nachweis und den einzelnen Störungen bestimmt.

Bei darmgesunden Säuglingen an der Klinik fand HASSMANN ein ausgesprochenes Überwiegen der milchzuckerspaltenden gewöhnlichen Colistämme gegenüber den atypischen, milchzuckernichtspaltenden Paracolibacillen, wobei sich eine Verhältniszahl der beiden großen Variantengruppen zueinander von etwa 4 : 1 ergab. Bei leichten Darmstörungen war das Verhältnis bereits zugunsten der Paracolistämme verschoben, die Zahl betrug 3 : 2 und noch deutlicher zeigte sich diese Verschiebung zugunsten der Paracolistämme in der Verhältniszahl von 1 : 6 bei den schweren enteralen Störungen. Daraus allein schon konnte angenommen werden, daß den Paracolistämmen die wichtigere ätiologische Bedeutung bei enteralen Erkrankungen im Säuglingsalter zukam. Wenn nun KUNITAKE ganz unabhängig zu ähnlichen Zahlen kommt und angibt, daß im normalen Stuhl das Verhältnis der beiden Varianten zueinander 3 : 1, im experimentell diarrhoischen Stuhl 1,5 : 1 und schließlich beim pathologisch-diarrhoischen Stuhl 1 : 3 beträgt, so lassen diese Zahlen insofern noch einen weitgehenderen Schluß zu; es zeigte sich die Möglichkeit, durch Ricinusöl ohne exogene bakterielle Infektion ebenfalls bereits das Verhältnis der einzelnen Varianten zueinander zu verändern, also allein durch chemische Maßnahmen experimentell eine endogene Störung des Gleichgewichtes der Keimvarianten zu erzeugen.

Auf die große Bedeutung der Paracolibacillen in der Ätiologie enteraler Störungen im Kindesalter hingewiesen zu haben, ist ein Verdienst von REUSS, DEAK HASSMANN und HERZMANN. Ergab sie sich schon aus den früher erwähnten Untersuchungen, so konnte ihre Bedeutung auch durch Tierversuche bestätigt werden. Die Untersuchungen fanden noch eine Bestätigung darin, daß Paracolibacillen z. B. von FALKOVIC und ROSEN bei einer Epidemie festgestellt wurden, bei der sie neben einigen typischen Ruhrstämmen weitaus häufiger atypische Paracolistämme mit Indolbildung und Mannitvergärung kultivieren konnten. Auch FOTHERGILL bestätigte, wenn auch nicht in dem gleichen Umfange die ätiologische Bedeutung der Paracolistämme. HORNUNG fand als Ursache einer Epidemie, die er, da durch Trinkwasser hervorgerufen, „Wasserkrankheit" nannte, ein Überwiegen der Paracolibacillen in den Stühlen der mit Durchfall Erkrankten, wobei sich die Pathogenität der Paracolistämme durch Fütterungsversuche bei Mäusen erweisen ließ. Die Reihe der Untersucher, die bei Epidemien oder Einzelerkrankungen Paracoli fanden, ihre ätiologische Bedeutung annahmen und erwiesen, ließe sich noch weitgehend vergrößern (GRIMSTEDT, NEUSTADTL und STEINER, PRELL, HODER und SUZUKI). Wenn nun weiter die Untersuchungen von SCHUBERT und DAVID oder die von RUSSO gemeinsam mit HÖRING beschriebenen Beobachtungen der Durchfallsstörungen in Betracht gezogen werden, so ist an der großen pathogenetischen Bedeutung der als „Minusvarianten" beschriebenen Paracolistämme wohl nicht mehr zu zweifeln.

In einem scheinbaren Gegensatz zur Schlußfolgerung aus den früher genannten Untersuchungsergebnissen steht die Meinung ADAMs, daß nur der Dyspepsiecoli als „Erreger" der Säuglingsdurchfallsstörungen in Frage komme. Er konnte mit seinen Mitarbeitern im Dünndarm durchfallskranker Säuglinge fast ausschließlich nur diesen Keim finden, während Paracolibacillen nur ausnahmsweise gezüchtet werden konnten. Seiner Meinung waren auf Grund der auf epidemiologischem Gebiet gesammelten Erfahrungen auch BESSAU, CATEL und KLEINSCHMIDT beigetreten. Auch GOLDSCHMIDT bestätigt die große ätiologische Bedeutung des Dyspepsiecoli, doch wird ausdrücklich festgestellt, daß der Dyspepsiecoli nicht den einzigen Faktor in der Entstehung der Durchfallserkrankungen darstellt, sondern nur eine der auch bakteriologisch verschiedenen Bedingungen, um so mehr, als der Dyspepsiecoli im Gegensatz zu Paracolibacillen bei Pyurien, Colisepsis, Colimeningitis und unter den in der Kuhmilch enthaltenen Colistämmen fehlte.

Dadurch, daß der Dyspepsiecoli oder besser die Dyspepsiecolistämme dem Kälberruhrbacillus nahestehen bzw. mit dem Typ IV sogar identisch sind und ihre pathogene Bedeutung im Tierexperiment erwiesen ist, muß ihnen auch in der Pathogenese der Darmstörungen von Kindern, vielleicht auch von Erwachsenen (KAEHLER) eine Bedeutung zuerkannt werden. Daß ihnen aber nicht eine die sonstige Bakterienwelt beherrschende Rolle in der Ätiologie zukommen kann, wie von vielen deutschen Klinikern angenommen wird, kann schon daraus erschlossen werden, daß in fast allen anderen Ländern seine besondere Bedeutung nicht ausdrücklich hervorgehoben wird.

Über das Vorkommen der sonstigen Colivarianten bei enteralen Störungen wurde nach epidemiologischen Gesichtspunkten bisher nur wenig berichtet. SOKGOBENSON untersuchte bei 100 durchfallskranken Kindern die gefundenen Colistämme und fand bei 50% aller, gleichgültig welcher Variante sie angehörten, eine hämolytische Wirkung und bei 80% eine pathogene Wirkung im Mäuseversuch, wobei gerade die Bacterium coli commune-Gruppe die meisten Stämme mit toxischer Wirkung aufwies. BAMBERG und GRAND beschrieben eine infektiöse Darmstörung an einer Neugeborenenstation in Amerika mit einer außerordentlich hohen Sterblichkeit. Sie fanden aber weder bei Stuhluntersuchungen noch post mortem im Dünndarminhalt andere als gewöhnliche Colikeime. Weiters haben BRUGSCH und GESCHNIKOVA Anstaltsepidemien beschrieben, bei denen es trotz aller Anzeichen einer solchen unmöglich schien, Keime der allgemein als pathogen anerkannten Stämme im Stuhl nachzuweisen. BRUGSCH fand nur Keime der Coli commune-Gruppe und zahlreiche Proteusstämme und nur in einem Falle einen Paracolistamm, wobei allerdings zu bemerken ist, daß erst bei späteren Untersuchungen auf Paracoli überhaupt geachtet wurde. Es liegt in der Natur der Sache, daß epidemiologische Mitteilungen dann nur selten gemacht werden, wenn keine bisher als pathogen bekannten Keime gefunden wurden. Epidemien, bei denen keinerlei pathogene Keime, sondern nur Keime der Bacterium coli commune-Gruppe nachzuweisen sind, kommen aber allem Anschein nach ungleich häufiger vor, als Erkrankungen mit sicher oder wahrscheinlich pathogenen Keimen. Es scheint daher berechtigt, mit SARTORIUS und MORO anzunehmen, daß unter Umständen bei enteralen Störungen auch gewöhnliche Colikeime als ätiologische Faktoren in Betracht kommen können.

Die auf den ersten Blick außerordentlich scheinende Divergenz der Meinungen wird nur dann zu einer Konvergenz geführt werden können, wenn die bei den verschiedenen Erkrankungen gefundenen Keime nicht von vornherein als einzig und allein in Betracht kommende Erreger der Erkrankung angeschuldigt werden, sondern der *Einfluß der verschiedensten Umweltfaktoren und Eigenschaften des Keimträgers auf den Keim selbst* vorerst in Betracht gezogen wird. Im Einzelfall kann dann noch immer der oder jener Keim, aber im Grunde genommen nur einer von vielen Varianten, auch wirklich der — primäre oder sekundäre — Erreger der Erkrankung sein: Der primäre, wenn eine exogene Infektion mit einem konstanten Stamm erfolgt und dem betreffenden Keim von vornherein eine den Wirt schädigende Bedeutung zukommt, der sekundäre, wenn es sich um eine endogene Infektion mit einem variablen Keim handelt, der, wenn auch sekundär, so doch ätiologisch bedeutsam, die Ursache einer Erkrankung werden kann.

b) Experimentelle Untersuchungen.

Während es BESSAU bzw. seinen Schülern nicht möglich war, durch perorale Verabreichung lebender Colibacillen oder selbst durch Injektion von solchen in den Dünndarm mit Regelmäßigkeit Entzündungserscheinungen oder das Intoxikationssyndrom im Tierversuch zu erzeugen, ist es CATEL und PALLASKE regelmäßig (in 25 bei 27 Versuchen) gelungen, durch Injektion von 0,15 mg lebender Colibakterien in eine abgebundene Dünndarmschlinge schon nach 2—4 Stunden eine deutliche makroskopisch und histologisch nachweisbare Entzündung des Darmes hervorzurufen. Dabei ergab sich insoferne ein Unterschied, als nach Injektion von Dyspepsiecoli die Entzündung in einem weit höherem Maße nachzuweisen war, als nach Injektion von „Normalcoli". Immerhin war auch hier bei 50% der injizierten Stämme eine Entzündung des Darmes vorhanden. Nach Injektion lebender Enterokokken trat eine Entzündung hingegen niemals auf, ebenso auch nicht bei Abbinden der Darmschlinge allein.

Wurden die Stämme vorher abgetötet, so gingen die Tiere sowohl nach Verabreichung von Dyspepsiecoli wie normalem Coli sehr rasch zugrunde, auch traten nach Injektion von abgetöteten Enterokokken in die abgebundene

Darmschlinge in einzelnen Fällen Entzündungserscheinungen auf. Es mußten demnach durch das Abtöten der Kulturen Endotoxine frei geworden sein, die diese außerordentlich schweren lokalen und Allgemeinerscheinungen bewirkten. CATELs Versuche wurden zum Teil von DENECKE bestätigt, der aber sonst keinen wesentlichen Unterschied zwischen der Giftigkeit der Dyspepsiecoli und gewöhnlicher Colistämme feststellen konnte. Daraus könnte geschlossen werden, daß unter Umständen beiden Stammgruppen eine gleiche pathogene Bedeutung zukommen kann.

Nach REUSS, aber auch MARRIOTT ist eine Unterscheidung der Darmstörungen in enterale und parenterale im allgemeinen unmöglich, da sich in beiden Fällen bei der unmittelbar post mortem vorgenommenen Untersuchung in der Regel eine starke Bakterienbesiedelung im Dünndarm vorfindet. Die Infektion mit Colibacillen kann dabei von außen erfolgen, oder aber durch Ascension. Auch kann nach SEYFFARTH bei einer Frühgeburt, die im Magen Colikeime beherbergt, jeder dazukommende Infekt einen Durchfall zur Folge haben, also einen inaktiven Parasitismus zu einem aktiven Parasitismus (HAMBURGER) werden lassen. Aus diesem Gedankengang heraus wurden experimentelle Untersuchungen angestellt, unter welchen Bedingungen eine solche exogene oder endogene Infektion hintangehalten werden kann. In erster Linie ist die normale Acidität des Magensaftes dazu berufen, eindringende Keime unschädlich zu machen (MARRIOTT, HÖRING, HASSMANN). Eine Verringerung der Magenacidität, die durch eine „unfertige" Magenwand, z. B. bei Frühgeburten (SEYFFARTH), hohe Außentemperaturen und Fieber sowie stark gepufferte Nahrung oder verschluckten Rachen- und Speiseröhrenschleim (MARRIOTT) bedingt werden kann, setzt die Resistenz gegenüber von außen eindringenden Keimen herab. Untersuchungen von ADAM, HASSMANN u. a. haben nun ergeben, daß durch Milchsäuremilch experimentell mit den verschiedensten pathogenen Keimen beimpfte Magenchymusaufschwemmungen „sterilisiert" werden können, so daß selbst bei Bebrütung ein Keimwachstum in der Regel unterbleibt. Der Milchsäurezusatz hielt in einer Menge von 5—6$^0/_{00}$ und entspricht etwa dem der allgemein üblichen Milchsäuremilch. Daraus erklärt sich auch die gute therapeutische und prophylaktische Wirkung derselben. MARRIOTT konnte überdies durch Verabreichung einer sauren Pufferlösung ohne Zusatz von Milch ähnliche Erfolge erzielen. BACH gelang der Nachweis, daß nicht sosehr der P_H-Wert die Ursache für die bakterienwachstumshemmende Wirkung sei, sondern in der Regel der nicht ionisierten Säuremenge die Hauptwirkung zukomme.

Andere Möglichkeiten, z. B. im Experiment eine Umstimmung der Darmflora zu erzielen, eröffneten sich KAHN bei Verfütterung von Bananenpulver an Stelle von Zucker, da sich innerhalb einer allerdings erst längeren Zeit (20 bis 35 Tagen) eine Umstimmung der gramnegativen Darmflora in eine vorwiegend grampositive erreichen ließ. Bei neuerlicher Umstellung auf gewöhnlichen Zucker kehrte die gramnegative Flora innerhalb von 2—3 Tagen wieder zurück. Diese günstige Wirkung auf die Darmflora konnte auch durch Verabreichung von Fruchtzucker erreicht werden.

Die pathogene Wirkung der Colibacillen wurde vor allem auf *toxische* Komponenten zurückgeführt. Die Ansicht, daß es sich bei den Colitoxikosen hauptsächlich um die Wirkung von Endotoxinen der dabei gefundenen Colistämme handelte, wurde zuerst von BESSAU geäußert. Ihr Nachweis wurde von BESSAU und seiner Schule, besonders aber CATEL und GOLDSCHMIDT erbracht. Nach ihren Untersuchungen fand sich das Endotoxin im keimfreien Filtrat einer toxisch wirkenden Bouillonkultur, nach CATEL auch in chemisch neutralisierten, aber bakteriell zersetzten Nahrungsgemischen. Dabei verhielt sich das Filtrat genau so wie die Ausgangskultur oder das Bakteriensediment. Infolge der Differenzierungsschwierigkeiten der Wirkung im Tierversuch glaubte GOLDSCHEIDT annehmen zu müssen, daß alle Bestandteile einer Colibouillonkultur gleich giftig seien. Im Gegensatz dazu nahm PLANTENGA auf Grund seiner Versuchsergebnisse an, daß es sich bei der Wirkung des Colitoxins um ein komplexes Gift handle; er unterschied ein beim Wachstum sich bildendes thermolabiles Gift (Agressin) von dem Endotoxin, das thermostabil war. Das Agressin sollte an sich nicht giftig sein, sondern nur auf das phagocytäre Vermögen der Leukocyten lähmend einwirken können. Seine Angaben wurden von PONDSMANN bestätigt, der neben dem angeführten Exotoxin (= Agressin) noch ein lösliches von einem unlöslichen Endotoxin unterschied.

Während diese Untersuchungen lediglich bei Dyspepsiecolistämmen oder Coli commune-Stämmen durchgeführt wurden, konnten HASSMANN und SCHARFETTER durch Untersuchungen am überlebenden Kaninchendarm feststellen, daß auch Paracolistämme eine ausgesprochene toxische Wirkung entfalten konnten, indem es bei weniger toxischen Paracolistämmen nur zu einer mehr oder minder hochgradigen Reizung, bei schwertoxischen Filtraten zu einer Lähmung des Darmes kam. Das große Abdomen bei Toxikosen könnte nach ihrer Auffassung auf eine Lähmung des Darmes durch das Endotoxin toxischer Paracoli- bzw. Colistämme zurückgeführt werden. Mit Hilfe dieser Methoden gelang es ihnen auch zu zeigen, daß mit einer Umwandlung von Paracoli in Coli in der Kultur und wahrscheinlich auch sogar im Darminnern nicht immer eine Änderung der toxischen Eigenschaften einhergehen müsse.

Die Coliendotoxinwirkung kann im Tierversuch durch *C-Vitamingaben* gehemmt werden, wie SCHWARTZER experimentell nachweisen konnte; die Wirkung war insofern nur eine begrenzte, als die mit C-Vitamin vorbehandelten Ratten dann, wenn sie nachher eine sonst sicher tödliche Dosis von Endotoxin erhielten, nur zum Teil am Leben blieben, sonst aber nur eine Verlängerung der Zeit bis zum Eintritt des Todes zeigten.

Daß Bakterien der Coli-Typhusgruppe C-Vitamin zerstören, geht aus noch nicht veröffentlichten Untersuchungen HASSMANNs hervor, doch läßt sich daraus kein Rückschluß auf den Toxizitätsgrad des jeweiligen Stammes ziehen, da z. B. bei Typhus- oder Paratyphusstämmen ein Einfluß auf das C-Vitamin oft vermißt wird, während Paracoli oder gewöhnliche Colistämme C-Vitamin viel weitgehender zerstören können. Es geht also der C-Vitaminverbrauch von Bakterien mit dem Toxizitätsgrad durchaus nicht immer parallel, doch hängt auch jener mit dem Endotoxin zusammen, da auch keimfreie Filtrate von Paracoli- und Colibouillonkulturen C-Vitamin zerstören.

Das Coliendotoxin wirkt, wie bereits mehrfach ausgeführt, ausgesprochen giftig, kommt es doch bei parenteraler oder enteraler Verabreichung zu schweren Schädigungen, ja selbst zum Tode der Versuchstiere. Das Bild der Toxikose mit „großer Atmung", Benommenheit und Durchfällen konnte nach Versuchen von Schülern BESSAUs erst dann erzeugt werden, wenn die mit Endotoxin vergifteten Versuchstiere bereits vorher eine ausgiebige Gewichtsabnahme erfahren hatten. Auch war in diesen Fällen dann die Azidose im Blute am stärksten, während bei Exsikkation allein nur eine geringere Steigerung der Gesamtkohlensäure und Verminderung der Alkalireserve eintrat, die bei Endotoxin wesentlich stärker, aber nie so hochgradig wurde, wie wenn beide Versuchsbedingungen gleichzeitig eingehalten wurden.

RÖTHLER führte das Entstehen der Säuglingstoxikose auf eine vermehrte *Amin*bildung der verschiedenen Colistämme im Darm zurück, die er auch experimentell nachweisen konnte. Seine Versuche wurden zwar von ROMINGER und MAYER sowie von BRANDES bestätigt, doch fand sich im Blut der intoxizierten Kinder keine Aminanreicherung, ebenso auch nicht im Liquor; überdies fand sich der Histamin- und Cholinspiegel im Blute nicht irgendwie verändert. Nach ROMINGER und MAYER fand sich eine vermehrte Aminbildung im Darm nur bei künstlich ernährten Kindern, bei diesen aber auch in gesunden Tagen; sie könnte wohl indirekt durch die Colibacillenflora bedingt sein. Da BRANDES eine vermehrte Aminbildung auch im Harn pyurischer Kinder fand, ohne daß in diesen Fällen ein Intoxikationssyndrom festgestellt werden konnte, kann die vermehrte Aminbildung durch Colistämme bei Entzündungsvorgängen im Darm wohl nur als eine rein sekundäre Erscheinung aufgefaßt werden.

PAFFRATH hat den Normalgehalt des Dünndarmchymus an Cholin mit 4—6 mg-% bestimmt und gesehen, daß dieser Wert bei Dyspepsien und Intoxikationen auf das 8—20fache ansteigen kann. Biogene Amine waren im Chymus darmgesunder Säuglinge nach seinen Untersuchungen überhaupt nicht nachzuweisen, traten aber bei Dyspepsien und Intoxikationen in deutlich nachweisbaren Mengen auf. Er nahm nunmehr an, daß die Amine im Darm ähnlich dem Cholin in Anbetracht der gesteigerten Darmschleimhautpermeabilität auf die Peristaltik des Darmes lokal erregend wirken, ohne selbst eine Intoxikation bewirken zu können. DODD wies wiederum darauf hin, daß es bei der Intoxikation zu einer Vermehrung der Guanidinmengen von normalerweise 0,3 bis 0,4 mg-% auf 0,44—1,0 mg-% kam und glaubte darin die Ursache für das Entstehen der enteralen Intoxikation gefunden zu haben. Die Vermehrung des Guanidins ist aber so gering, daß sie als Entstehungsursache kaum eine enterale Toxikose auszulösen imstande ist, sondern weit eher die Bluteindickung als Ursache für den Nachweis der Vermehrung des Guanidins bezeichnet werden muß.

Die Ergebnisse der Permeabilitätsstudien am überlebenden Darm veranlaßten PAFFRATH zur Annahme, daß die Mucosa der Darmschleimhaut außerordentlich durchlässig wird. So mag es wohl auch erklärt werden können, daß der entzündete Darm für das Endotoxin der bei der Toxikose in den Dünndarm gekommenen und dort wuchernden Colibakterien leichter durchlässig und dieses nunmehr im Blut nachweisbar wird. Wenn auch CATEL in seinen Versuchen die Allgemeingültigkeit der Anschauung von der hochgradigen Permeabilitätssteigerung des entzündeten Darmes bei Nachprüfung bezweifelte, haben doch HASSMANN und DEAK im Sinne der von PAFFRATH festgestellten Tatsachen das Serum intoxizierter Säuglinge Meerschweinchen intracutan eingespritzt und in mehreren Fällen hochgradige Reaktionen gesehen. Es war naheliegend, anzunehmen, daß die Reaktionen der Haut dem Nachweis des Endotoxins gleichzusetzen waren, zumal auch Filtrate von Bouillonkulturen toxischer Coli- und Paracolistämme analoge Reaktionen ergaben.

Die Permeabilität der durch Colibakterien entzündeten Darmschleimhaut ist, wenn es einmal nicht nur zu einer Invasionsstörung, sondern zu einer echten Infektionsstörung gekommen ist, dann auch für die Colibacillen selbst erhöht, da es gar nicht so selten gelingt, bei Intoxikation Colibacillen im Blut nachzuweisen (CZERNY und MOSER, BOSSERT).

Aus den eben angeführten Gründen mußte es gelingen, die Colierkrankungen überdies durch den Nachweis der Agglutinine im Blut festzustellen. Daß dies nicht regelmäßig gelang, war vor allem dadurch begründet, daß, wie INGLESSI und BERGMANN nachweisen konnten, die Agglutininbildung des Säuglings ganz allgemein eine mangelhafte ist. Im Blute von Neugeborenen fanden sich keine Coliagglutinine, auch im Nabelschnur- und Placentablut nicht, trotzdem das mütterliche Blut oft hohen Gehalt an Agglutininen aufwies. Im allgemeinen kommt es im Serum erst nach dem 6. Monat zu einer deutlichen Agglutininbildung gegen Coli, wobei der Titer auch schwankt und erst am Ende des ersten Jahres ungefähr den des Erwachsenen erreicht. Immerhin konnte BERGMANN bei 18% aller durchfallgestörten Säuglinge nachweisen, daß sie gewöhnliche Colibacillen agglutinierten. Auch HASSMANN konnte recht oft eine Agglutininbildung im Serum von Säuglingen oder größeren Kindern für die eigenen Paracoli- oder Colistämme feststellen. Wiederholt war eine partielle Agglutination für den eigenen oder körperfremden Stamm festzustellen. Es kann aber nicht mit Sicherheit behauptet werden, daß eine solche partielle Agglutination bezüglich der Ätiologie des Keimes einen sicheren Schluß zu ziehen erlaubt. Vor allem fiel auch bei älteren Kindern auf, daß das Verhalten der Agglutinine im Serum im Verlauf von Reihenuntersuchungen bei Coli- und Paracolibacillenerkrankungen rasches Wechseln der Titer zeigte. Aus diesen Gründen erlaubt der *fehlende* Agglutininnachweis im Blutserum nicht immer mit Sicherheit eine Colierkrankung auszuschließen, wogegen der Nachweis einer *positiven* Agglutinationsprobe für den eigenen bzw. körperfremden Stamm doch mit größter Wahrscheinlichkeit eine ätiologische Bedeutung der agglutinierten Keime für die bestehende Erkrankung annehmen läßt.

Eine größere Bedeutung als allgemein angenommen wird, scheint auch den *Colibakteriophagen* zuzukommen. Ihr Nachweis gelingt anscheinend nicht immer leicht, wenn aber, dann dadurch, daß keimfreie Stuhlfiltrate hergestellt werden und das Filtrat mit den Colikolonien zusammengebracht wird. Kommt es zum Schwinden der Colikolonien, dann ist der Nachweis der Bakteriophagen geglückt. Demnach sind sie filtrable und ultravisible Keime, die sich manchmal gut kultivieren lassen. Während DEAK bei seinen auf Paracolibacillenstämme achtenden Untersuchungen der Nachweis niemals gelang, berichtete SHITATE sehr ausführlich über das Vorkommen und die Züchtung der Colibakteriophagen. Es gelang ihm, dieselben auf geeigneten Gelatinnährboden in Form von 1—2 mm im Durchmesser betragenden Kolonien dann leicht zu züchten, wenn dem Nährboden Pankreatin zugesetzt wurde. Die Wirkung der Colibakteriophagen war auf Grund seiner Untersuchungen streng spezifisch und ihre Wirkung nur bei lebenden Bacillen nachweisbar. Sie waren nur großer Wärme gegenüber empfindlich, während sie Kälte besser vertrugen, als beispielsweise Ruhrbakteriophagen; die bakteriophage Wirkung ließ sich überdies bei Berührung mit lebenden Bacillen ganz beträchtlich steigern.

Auch die Untersuchungen über das Schicksal der Colibakteriophagen im menschlichen Organismus bei parenteraler Einverleibung hatten ein recht interessantes Ergebnis. Sie traten bei intravenöser Injektion sehr rasch in fast allen Organen auf, hatten dabei keinerlei schädigende Wirkung auf den Organismus, waren aber nach kurzer Zeit wieder aus dem Körper verschwunden. Bei subcutaner Einverleibung kam nach SHITATE den Colibakteriophagen jedenfalls doch eine wesentliche therapeutische Wirkung zu. Wie LIPSKA zeigen konnte, waren Bakteriophagen in Milchfiltraten stärker aktiv gegenüber Keimen der Coli-Typhusgruppe, als aus den Stühlen gezüchtete Bakteriophagen und Stuhlfiltrate kranker Kinder weniger wirksam, als die gesunder, welche Befunde sich mit denen SHITATEs nicht ganz decken.

Die Wirkung der Bakteriophagen wurde aber auch sonst noch widersprechend beurteilt. Besonders hervorzuheben wäre noch der Nachweis, daß es experimentell durch die Einwirkung von Bakteriophagen gelang, Colistämme zur Bildung von Varianten zu veranlassen (PRELL). Daß ihnen manchmal eine toxische Wirkung zugeschrieben wurde, mag wohl darauf zurückzuführen sein, daß es unter ihrer Einwirkung zur Bildung pathogener Minusvarianten kam, oder aber auch darauf, daß durch die Zerstörung der Colibacillen nunmehr Endotoxin frei wurde und dieses nunmehr eine toxische Wirkung ausübte.

Aus all den angeführten Untersuchungen, die sich mit der Frage der ätiologischen Bedeutung von Colivarianten beschäftigten, geht die grundsätzlich wichtige Tatsache hervor, daß die verschiedenen Colivarianten, vor allem Keime der Paracoli- und Dyspepsiecoligruppe im Tierversuch eine ausgesprochen toxische Wirkung zeigen. Auf Grund dieser Tatsache kann mit Sicherheit angenommen werden, daß Keime der Bacterium coli-Gruppe imstande sind, im kindlichen Organismus Krankheitserscheinungen hervorzurufen. Als wichtigste Teilfaktoren der krankmachenden Wirkung wären die Toxinwirkung und die Bakteriämie zu nennen, die sekundär dann zu Stoffwechselveränderungen führen können.

5. Infektionsmodus.

Während die typischen infektiösen Darmerkrankungen (Typhus, Paratyphus, Dysenterie und Paradysenterie) im allgemeinen dadurch entstehen, daß Keime dieser Gruppe von außen her erstmalig in den Körper eindringen, im Magendarmtrakt haften und dadurch zur Erkrankung führen, ist die Beantwortung der Frage, auf welchem Wege vor einer Durchfallsstörung die Keime der Coligruppe in den normalerweise colifreien Dünndarm kommen, schwer zu beantworten. Infolge der phylogenetisch und ontogenetisch sehr alten Symbiose ist, wie noch zu besprechen sein wird, der Colibacillus bereits beim Neugeborenen bald ubiquitär; sein Eindringen in den Magendarmtrakt kann selbst unter den strengsten aseptischen Maßnahmen nicht verhindert werden.

Während diese erste Coliinvasion in den Säuglingsorganismus ohne Störung für den Säugling einhergeht, da er zu dieser Zeit fast regelmäßig an der Brust ernährt wird und binnen kurzem der Bacillus bifidus die Darmflora beherrscht, kann dann, wenn das Wachstum der Colikeime nach dem Aussetzen der Brustnahrung nicht mehr zurückgehalten wird, später unter besonderen Umständen doch eine Darmstörung entstehen. In diesem Falle handelt es sich dann immer um eine Re-Invasion, die in Anlehnung an den Invasionsmodus beim neugeborenen Kind bald exogen (descendierend), bald endogen (ascendierend) ist; die alte Streitfrage, ob eine Darmstörung im Säuglingsalter exogen (ESCHERICH, ADAM, MARFAN), oder endogen (MORO, BESSAU, KLEINSCHMIDT u. a.) durch eine Re-Infektion mit Keimen der Coligruppe zustande kommt, kann wohl am besten dahin beantwortet werden, daß beide Wege möglich und wahrscheinlich sind. Der Infektionsweg kann dort festgestellt werden, wo es sich um Colikeime handelt, die von dem gewöhnlichen Bacterium coli commune abweichen, also bei dem Dyspepsiecoli ADAMs und den Milchzucker nicht spaltenden Paracolistämmen. Auch hier sind aber Grenzen dadurch gegeben, daß bei beiden Gruppen Variabilitätserscheinungen vorkommen, die gerade beim Infektionsmodus eine nicht zu unterschätzende Bedeutung gewinnen können.

a) Die exogene Infektion.

Den exakten Nachweis der ersten *exogenen* Colibacilleninvasion konnte REICHENBACH durch Untersuchungen bei Neugeborenen erbringen, die nur 30 Minuten bis 96 Stunden post partum gelebt hatten. Der Magen-Darmkanal erwies sich 2 Stunden nach der Geburt noch frei von Colibacillen; aber bereits von der 3. Lebensstunde an begann die Einwanderung von Colibacillen von Mund- bzw. Rachenraum her, ebenso auch vom After bzw. Mastdarm nach aufwärts. Während zuerst die descendierende Infektion rascher war, als die vom Mastdarm aufsteigende, waren im Magen später wohl infolge der vorhandenen Salzsäure des Magensaftes keineswegs regelmäßig Colibacillen nachzuweisen, hingegen der ganze unterste Teil des Darmtraktes nach 24 Stunden bereits von Colibakterien eingenommen. Zur Kontrolle dieser Befunde wurde eine größere Anzahl von totgeborenen Kindern bakteriologisch untersucht, bei denen die Colibesiedlung nicht über den Rachenraum bzw. After hinaus reichte. Demnach kamen trotz Nahrungskarenz Colibacillen bereits in den ersten 24 Stunden descendierend bis in den Magen und ascendierend bis in die obersten Dickdarmteile.

Diese Untersuchungen sind darum besonders wichtig, weil sie zeigen, daß ganz unabhängig von der Nahrungsaufnahme und der dadurch möglichen exogenen Infektion mit Colibacillen auch stets vom Symbionten Coli selbst aus Invasionskräfte ausgehen. So ist es wohl auch zu erklären, daß PLONSKER bei Säuglingen, welche sicher colifreie Milch bekommen hatten, im Magen wiederholt Colistämme nachweisen konnte, ohne daß dieser Befund immer die Voraussetzung für eine nachfolgende enterale Störung war. Für die Ubiquität des Colibacillus auf Säuglingsstationen spricht überdies, daß nach Untersuchungen HASSMANNs im Handwaschwasser der Säuglingsschwester regelmäßig Keime der Coligruppe nachgewiesen werden.

Während nun DEAK zeigen konnte, daß bei gesunden Säuglingen in einer Klinik, in der die Gefahr einer exogenen Infektion mit Colistämmen trotz aller Asepsis nicht gering zu schätzen ist, der Mageninhalt kulturell stets frei von Colibacillen war und nur die normalen Saprophyten, wie Milchsäurestreptokokken, Staphylococcus albus, Hefe und Sarcine enthielt, fand SEYFFARTH bei Frühgeburten vom 1. Lebenstag bis zum 2. Lebensmonat im Mageninhalt wiederholt Colibacillen, obwohl sie mit Ammenmilch gefüttert wurden. Die Frühgeburten hatten aber trotz der positiven Colibefunde im Magen, solange sie ausschließlich Ammenmilch bekamen, keineswegs Durchfallsstörungen. Immerhin erwiesen sie sich bis zum 2. oder sogar 3. Lebensmonat als durchfallsgefährdet, wenn Ammenmilch durch Kuhmilch ersetzt wurde, oder ein Infekt eine „parenterale" Darmstörung zur Folge hatte. Nach dem 3. Lebensmonat waren die Colibacillen regelmäßig aus dem Magen wieder verschwunden und die Invasions-

bzw. Infektionsresistenz, bestehend aus der entsprechenden Säureproduktion des Magensaftes derart angestiegen, daß die Saprophyten entfernt wurden und eine Haftung der neueindringenden Colibacillen nicht erfolgen konnte. Die Frühgeburten hatten allem Anschein nach erst jetzt den Resistenzgrad eines normalen Neugeborenen erreicht, obzwar bei Ammenmilchernährung im Stuhl eine reine Bifidusflora schon in der 3.—4. Lebenswoche festzustellen war. Frühgeburten sind demnach von vornherein für exogene Coliinfektionen empfänglich und dadurch auch durchfallsanfälliger.

Bei leichten enteralen und parenteralen Darmstörungen, besonders aber bei Toxikosen, haben DEAK und HASSMANN fast regelmäßig Coli- bzw. Paracolistämme, ADAM dagegen überwiegend Dyspepsiecoli im Mageninhalt festgestellt. Es ist wohl anzunehmen, daß die Dyspepsiecoli oder anderen Colivarianten von außen her mit der (infizierten) Nahrung, möglicherweise aber auch ohne solche in den Magen kamen und unter dem Einfluß disponierender Faktoren, vor allem eines Salzsäuremangels im Magen, nunmehr haften und zur Erkrankung führen (ADAM).

Bei regelmäßigen Stuhluntersuchungen aller Kinder in einem Krankenzimmer konnten HASSMANN und HERZMANN den Gang einer Infektion mit Paracolistämmen von Bett zu Bett verfolgen, wobei sich das Auftreten von Paracolibacillen im Stuhl manchmal schon einen oder mehrere Tage vor der Durchfallsstörung feststellen ließ.

Es konnte sich bei dieser Epidemie allem Anschein nach nur um eine Weiterverbreitung der Erkrankungsreihe auf exogenem Infektionswege handeln. Da sich die Nahrungsgemische auch bei wiederholter Untersuchung als steril erwiesen, kam diese Form der Keimübertragung nicht in Betracht. Es ist aber sehr wohl möglich, daß ein Kind, welches mit einer Darmstörung in das bisher darmstörungsfreie Zimmer aufgenommen werden mußte und Paracolibacillen im Stuhl hatte, zur Weiterverbreitung der Keime beitrug. Wegen der Verschiedenheit der kulturellen Eigenschaften der Paracolistämme konnte der exogene Infektionsmodus durch den Erkrankungsablauf von Bett zu Bett erschlossen werden.

In besonders eindrucksvoller Weise haben SCHUBERT und DAVID die exogene Genese einer Paracoliepidemie aufzeigen können; nach länger dauerndem Genuß von Käse, in dem neben Colikeimen und anderen Saprophyten kulturell und serologisch ein vollkommen einheitlicher Paracolistamm nachgewiesen wurde, erkrankte immer wieder eine größere Zahl von Soldaten an zum Teil fieberhaften Durchfällen. Im Stuhl der Kranken fanden sich ebenfalls Paracolistämme, die alle gleiche kulturelle und serologische Eigenschaften aufwiesen wie der aus dem Käse kultivierte Paracolistamm.

Daß Trinkwasserverunreinigungen mit Paracolibacillen die Ursache der sogenannten „Wasserkrankheit", einer Erkrankung mit gastrointestinalen Erscheinungen sein kann, hat HORNUNG nachgewiesen; ebenso haben JAKOBITZ und KAYSER bzw. RIMPAU akute gastrointestinale Massenerkrankungen bei Erwachsenen nach Genuß von Wasser oder Nahrungsmittel, in denen lediglich gewöhnliche Colibacillen nachgewiesen werden konnten, beschrieben.

An der Bedeutung der exogenen Infektion mit den verschiedenen Colivarianten, insbesondere den Paracolibacillen, für die Entstehung von Durchfallsstörungen kann daher wohl nicht gezweifelt werden.

b) Die endogene Infektion.

Die Bedeutung der endogenen Infektion für das Entstehen von Darmerkrankungen im Säuglingsalter wurde von Moro daraus abgeleitet, daß Magen und Dünndarm bei gesunden Kindern keimfrei sind, bei Darmstörungen dagegen fast regelmäßig im Dünndarm reichlich Colikeime nachweisbar werden, während der Magen zu gleicher Zeit auch bei wiederholter kultureller Untersuchung sich von Colikeimen frei erweist. Moros Untersuchungen wurden von so vielen Autoren, besonders Adam, Scheer, Deak und Blacklock bestätigt, daß an der Richtigkeit der Auffassung nicht gezweifelt werden kann. Besonders die neueren Untersuchungen von Blacklock beanspruchen ein erhöhtes Interesse, da sie sich auf Untersuchungen am lebenden Kinde, die durch Operationsbefunde ermöglicht wurden, stützen konnten. Moro gründete auf das Ergebnis seiner Untersuchungen die Lehre von der *endogenen Infektion* des Dünndarmes, indem er annahm, daß unter Einwirkung von außen kommender oder im Darminnern selbst entstehender Faktoren — die z. B. in einem chemisch oder bakteriologisch zersetzten, aber keimfreien Nahrungsgemisch bestehen könnte —, es zu einer Schädigung der das Bakterienwachstum hemmenden Kräfte (nach Moro und Bogendorffer sind es die Enterokinase bzw. die Bakteriostanine) des Dünndarmes komme und nunmehr ein Überwuchern der vereinzelt vorhandenen oder von den unteren Darmabschnitten vordringenden Colikeime eintrete. Die Folge des überwuchernden Wachstums bisher saprophytärer Keime im Dünndarm bedeutet dann aber eine Schädigung der Verdauungsvorgänge und führt regelmäßig zu einer Invasionsstörung im Sinne Bessaus, da die Colibacillen in Form eines Rasens die Darmepithelien überziehen. Die weitere Folge ist dann meist ein Zugrundegehen der Epithelien und eine Entzündung der Schleimhaut, womit dann auch der pathologisch-anatomische Begriff einer Infektionsstörung gegeben erscheint.

Da Keime der Coligruppe im Dünndarm normalerweise fehlen, ist es naturgemäß möglich, daß alle Varianten der Colistämme bei dieser Art von Infektion eine Bedeutung haben können. Wenn Adam aber glaubt, daß nur der Dyspepsiecoli die Ursache einer solchen Besiedlung des Dünndarmes werden kann, der nach seiner Auffassung typenspezifisch ist und daher nur von außen in den Körper eindringen kann, so muß dem entgegengehalten werden, daß Goldschmidt in den Nahrungsgemischen, die Säuglinge mit Durchfallsstörungen und Dyspepsiecoli im Stuhl bekamen, keine Dyspepsiecoli, sondern nur gewöhnliche Colistämme züchten konnte. Es mußte daher in diesen Fällen doch eine endogene Variationsstörung als Ursache der Dyspepsiecolibesiedlung im Dünndarm angenommen werden. Scheer erklärte auf Grund von Untersuchungen, die bei schweren Darmstörungen nicht nur Colistämme im Dünndarm, sondern auch im Magen ergaben, daß auch hier eine endogene Infektion vom Dünndarm her anzunehmen sei und die Colikeime im Magen aus dem Dünndarm stammten. Überdies fand er, daß diese aus dem Darminnern gezüchteten Colikeime ein besonders starkes Wucherungsvermögen aufwiesen. Diese Auffassung der Infektionsgenese konnte im Laufe der Zeit immer mehr an Beweiskraft gewinnen, um so mehr, als es im Selbstversuch bei Erwachsenen kaum jemals gelang, durch perorale Verabreichung von Coli oder Paracoli oder dem Endotoxin dieser Stämme eine Durchfallsstörung zu erzeugen. Die große Bedeutung der endogenen Infektion für die Entstehung enteraler Erkrankungen wird demnach häufig von Pädiatern wie Internisten in gleicher Weise anerkannt.

Die Auffassung, daß die endogene Infektion nur dadurch zustande komme, daß saprophytäre Keime, wenn auch an einem Ort, an dem sie in gesunden Tagen nicht vorkommen, zu wuchern beginnen und lediglich dadurch zu einer Störung im Organismus führen, kann nicht ganz befriedigen. Geht schon aus den Beobachtungen SEYFFARTHs hervor, daß ein saprophytärer Colikeim unter Hinzutreten sekundärer Noxen plötzlich parasitär werden kann, so kommt diese Erscheinung dem biologischen Phänomen der Virulenzsteigerung sehr nahe. Spricht doch schon das Wuchern bisher ganz vereinzelt vorkommender Colikeime im Dünndarm mit der Möglichkeit, zu echten Infektionserregern zu werden, dafür, daß Saprophyten zu Parasiten werden können. In eben diesem Sinne sind auch die Befunde zu deuten, daß in der Nahrung eines schwer durchfallkranken Kindes nur gewöhnliche Colikeime zu finden sind, während in dessen Dünndarm ganz besonders gärfähige Colistämme (Dyspepsiecoli) nachgewiesen werden können. Da kann wohl nur die Erklärung befriedigen, daß die von außen eingeführten oder aber die im Darminnern endogen infizierenden Colistämme eine Variation zu parasitären Keimen durchgemacht haben, bevor sie zur Wirkung gekommen sind. In ähnlicher Weise faßt MARX die durch den Genuß von unreifem Obst hervorgerufenen Darmstörungen als durch ,,wild gewordene Coli" entstanden auf. Läßt sich nun auf Grund der Beobachtungen bei den verschiedenen von dem gewöhnlichen Bacterium coli commune nur unwesentlich abweichenden Colistämme die Richtigkeit der Auffassung, daß die endogene Infektion auch mit einer Änderung der Virulenz der Keime (also einer Variation der betreffenden Keime) einhergehe, nur vermuten, so gewinnt sie durch die Untersuchungen bei Paracolistämmen, die HASSMANN durchführte, wesentlich an Wahrscheinlichkeit.

HASSMANN und HERZMANN untersuchten nicht nur die Stühle, sondern auch den Dünndarminhalt an Toxikose verstorbener Säuglinge und fanden da wiederholt neben gewöhnlich scheinenden Colistämmen auch Paracolikeime, außerdem vereinzelt aber auch Übergangsformen, wie sie auch bei kultureller Fortzüchtung von Paracolistämmen zu beobachten waren. Daraus konnte erschlossen werden, daß wohl auch im Darminnern selbst Variationen von Coli zu Paracoli oder umgekehrt vorkommen müßten, da die Übergangsformen den Kreislauf dieser Variation zu schließen imstande schienen.

SCHUBERT und DAVID unterscheiden 3 Typengruppen der Coli-Paracoligruppe: Die dauernd milchzuckerspaltenden, die reversibel nicht milchzuckerspaltenden und die irreversibel nichtmilchzuckerspaltenden. Gerade der zweiten Gruppe dürfte eine besondere Bedeutung beizumessen sein, da besonders Keime dieser Art im Darm unter äußeren Einflüssen von saprophytären zu parasitären Formen und umgekehrt variieren können.

Es fragt sich nun, ob diesen auch im Darm sicher vorkommenden Variationen (NISSLE) eine Bedeutung zukommt, oder ob sie nur als Ausdruck einer harmlosen Anpassung der Keime an die veränderten Bedingungen aufzufassen sind, die ihm von seiten des Wirtes geboten werden. Dieser Auffassung, die HÖRING vertritt, muß entgegengehalten werden, daß solche variierte Keime im Tierversuch oft außerordentlich toxisch wirken können, während anscheinend nicht variable Colistämme wiederholt eine solche Wirkung vermissen lassen. Auch kommt nach NISSLE bei den Coliarten gerade dem Unvermögen der Keime, Milchzucker zu spalten, allem Anschein nach eine erhöhte pathogenetische Bedeutung zu.

Wenn HORNUNG bei der durch Paracolibacillen hervorgerufenen „Wasserkrankheit" beschreibt, daß im Anschluß an die durch Paracolibacillen hervorgerufene Enteritis öfters Typhus- oder Paratyphuserkrankungen vorkamen, anderseits GYÖRGY bei typhösen oder Ruhrerkrankungen im Harn hämatogen entstandener Pyelitiden Paracoli fand, dann gewinnt die Ansicht an Wahrscheinlichkeit, daß endogen durch die anscheinend variable Receptorengemeinschaft auch zwischen den großen Keimgruppen Coli-Typhus Variationen stattfinden können, die bei der Pathogenese mancher ätiologisch unklaren Krankheiten ins Auge gefaßt werden müssen.

Gerade aus diesen letzten Befunden geht aber auch hervor, daß solchen endogen gebildeten Varianten eine außerordentliche Bedeutung zukommen muß. Das lehrt auch folgendes Einzelbeispiel: Ein 8 Monate alter Säugling zeigte mehrere Monate lang durch 1—2 Wochen bestehende Fieberattacken, die in Abständen von 1—2 Wochen immer wieder auftraten. Da sowohl anamnestisch, als auch in der Anstalt selbst die Stühle zeitweise dünn waren und der Harn einen geringen pyurischen Befund ergab, während das Kind sonst keinerlei pathologischen Befund zeigte, wurde Stuhl und Katheterharn regelmäßig untersucht. Im Stuhl fanden sich wiederholt Parathyphus-BRESLAU-Bacillen, im Katheterharn dagegen ein ausgesprochen indolbildender, sonst aber dem erstgenannten ähnlicher Stamm, der als Paracolistamm bezeichnet werden mußte. In der Blutkultur wurden zwar keine Keime gefunden, doch agglutinierte das kindliche Serum wohl infolge der allgemein schlechten Agglutininbildung bei einer ersten Agglutinationsprobe nach zweimonatiger Krankheitsdauer Paratyphus-Breslau 1:400 (1:800 unvollständig), Paracoli (Eigenstamm) 1:400, Typhus 1:200 und Coli 1:100. Bei einer zweiten und dritten Agglutination in Abständen von 2 Wochen wurde aber stets Typhus 1:400 agglutiniert, während auch die eigenen Paratyphus- und Paracolistämme nur in Verdünnung des Serums 1:100 agglutiniert wurden.

Die genaue Untersuchung dieses Falles zeigt eindringlich die große Bedeutung der endogenen Variabilität kultureller wie serologischer Receptoren, da nur unter diesen Gesichtspunkten das Krankheitsbild des Kindes eine befriedigende Erklärung finden konnte. Die primäre Paratyphus-BRESLAU-Erkrankung führte sekundär zu einer Paracolipyurie, wobei überdies die Agglutininbildung im Serum nicht nur quantitativ, sondern auch qualitativ schwankte.

Aus all den angeführten Tatsachen geht hervor, daß der Begriff MOROs von der endogenen Infektion des Dünndarmes im Sinne der von REUSS und HASSMANN angeführten Überlegungen erweitert werden muß. Unter der endogenen Infektion des Dünndarmes ist demnach nicht nur eine Infektionsstörung, sondern sehr oft auch eine Variationsstörung der betreffenden Keime vom Saprophyten zum Parasiten, und zwar nicht nur in der Coligruppe, sondern wahrscheinlich in der gesamten Coli-Typhusgruppe zu verstehen (siehe auch HÖRING und LOTZE). Wenn nun weiter bedacht wird, daß ein im Dünndarm variierter Keim ohne Veränderung seiner kulturellen oder serologischen Eigenschaften im Stuhl ausgeschieden und damit die Infektionsquelle für ein anderes, bisher darmgesundes Kind werden kann, so erklärt sich schon daraus, wie kompliziert die Verhältnisse mitunter liegen können. Es kann ein endogen vom Saprophyten zum Parasiten variierter Keim, wenn er auch nur vorläufig konstant bleibt (PRELL), der Vermittler eines exogenen Infektes werden.

c) Alimentär-infektiöser ätiologischer Komplex (REUSS).

Die Bezeichnung „alimentäre Intoxikation" für die schwerste enterale Störung mit Intoxikationssymptomen ist noch auf jene Zeit zurückzuführen, als man der Nahrung bzw. Bestandteilen der Milch die alleinige Schuld dafür geben zu müssen glaubte, daß es zu einer so schweren Erkrankung komme. Nicht ein Hauptbestandteil der Milch — wie Fett, Eiweiß oder Kohlehydrate — fehlte unter den angeschuldigten ätiologischen Faktoren.

Wenn die Bezeichnung dieser schwersten Darmerkrankung im Kindesalter als rein alimentäre Erkrankung sicher nicht richtig ist und die Hauptursache heute in der bakteriellen Infektion gesehen werden muß, gibt es doch sicher noch Krankheitsbilder, die lediglich durch unsachgemäße Ernährung bedingt sind, wie z. B. den „Mehlnährschaden". Von diesen rein alimentären Erkrankungen werden die rein infektiösen wie Typhus, Paratyphus und Dysenterie abgegrenzt, da sie durch eine „echte" Infektion mit ausgesprochen pathogenen Keimen hervorgerufen werden.

Zwischen diesen beiden Grenzfällen liegt aber nach REUSS jene *unvergleichlich größere* Gruppe von Darmerkrankungen im Kindesalter, bei denen beide Momente, also die Nahrung und die Darmkeime in ihrer den Wirt schädigenden gegenseitigen Beeinflussung ätiologisch zusammenwirken, denen also ein „alimentär infektiöser ätiologischer Komplex" zugrunde liegt. Diese Erkrankungsformen werden, eine entsprechende Disposition des Wirtes vorausgesetzt, besonders dann entstehen, wenn eine durch körperfremde Colikeime verunreinigte und ungenügend sterilisierte Milch gefüttert wird, oder die Milch Keime enthält, die einer Sterilisierung entgehen (Sporen). Eine weitere Möglichkeit ist dadurch gegeben, daß eine bakteriell oder sonst verunreinigte, aber keimfrei gemachte Milch, die allenfalls Endotoxin enthält, gegeben wird und schließlich dann, wenn Colikeime zwar nicht direkt mit, aber neben der Nahrung von außen her in den Magen und Dünndarm gelangen. Bei Verminderung der Säurewerte und Herabsetzung der Motilität des Magen-Darmtraktes vermehren sich die Keime in dem für sie günstigen Nährboden, können aber auch zur Haftung kommen und zu einer „Invasionsstörung" im Sinne BESSAUs Veranlassung geben; jede Invasionsstörung wird aber immer dann zu einer echten Infektionskrankheit, wenn, wie MORO und ADAM nachwies, die Colibacillen die Cuticularsäume der Darmepithelien rasenartig überziehen, die Darmepithelien darunter zugrunde gehen und alle Zeichen einer Entzündung in Erscheinung treten, selbst mit der Möglichkeit, daß Colikeime oder deren Endotoxin ins Blut übergehen.

Andererseits ist es auch möglich, daß unter Einwirkung keimfreier, aber chemisch veränderter Nahrung im Magen und Dünndarm ein Reizzustand eintritt, wodurch eine endogene Coliinfektion einsetzt, die ihrerseits wieder auf den Chymus im Sinne einer Gärung oder Fäulnis einwirken kann. Unter diesen Umständen kann, wie KLEINSCHMIDT und WEISE nachgewiesen zu haben glauben, aus einem gewöhnlichen saprophytären Colikeim ein Dyspepsiecoli mit abnorm starker Gärungsfähigkeit entstehen, oder aber, wie NISSLE, HASSMANN sowie HÖRING und LOTZE meinen, auch ein Coli zu einem Paracoli und darüber hinaus, wenn auch nur selten, sogar zu einem der echten Darminfektionserreger werden. Bei Berücksichtigung aller dieser Möglichkeiten wird dann aber die Gruppe der invasiösen und infektiösen Darmerkrankungen im Kindesalter, bei denen der Einfluß der Nahrung neben der bakteriellen Ätiologie sehr wohl zur Geltung kommt, immer größer.

Aus den bisherigen Ausführungen geht hervor, daß allen Varianten der Bacterium coli-Gruppe unter bestimmten Umständen von seiten des Wirtes die Rolle *echter Infektionskeime* zukommen kann. Sie können zweifellos exogen in den Magen-Darmtrakt gelangen und dort zu einer Invasions- oder echten Infektionsstörung führen, eine gleich große oder noch größere Bedeutung hat aber auch die sogenannte endogene Infektion des Dünndarmes, d. h. es können Colibacillen, wenn die Darmwand ihre bakterienwachstumshemmende Wirkung verliert, im Darm selbst wuchern und zu virulenten Keimen werden. Der Begriff der endogenen Infektion des Dünndarmes nach MORO erfährt damit eine wichtige Erweiterung, da als feststehend angenommen werden kann, daß unter den früher genannten Umständen auch eine endogene *Variation* von gewöhnlichem Coli zu Dyspepsiecoli, Paracoli, allem Anschein nach aber auch noch zu anderen pathogenen Keimen der Coli-Typhusgruppe erfolgen kann; den variierten Colikeimen kommt überdies, auch wenn sie sekundär gebildet wurden, bei der Entstehung enteraler Störungen zumindest eine partielle ätiologische Bedeutung zu.

III. Symbiose von Wirt und verschiedenen Colikeimen.

Die Auseinandersetzung zwischen dem menschlichen Organismus und dem Colibacillus ist artmäßig und damit auch individuell schon seit sehr langer Zeit gegeben. Das geht daraus hervor, daß der Colikeim als Saprophyt bereits nach außerordentlich kurzer Zeit im Neugeborenenorganismus nachzuweisen ist, ohne daß der Wirtskörper unter natürlichen Ernährungsbedingungen mit Krankheitserscheinungen reagiert, ja es gereicht ihm die Fähigkeit des Colikeimes, Nahrungsstoffe aufzuschließen, vielleicht sogar zum Vorteil. Überdies hat der Wirtskörper infolge der phylogenetisch sehr alten Symbiose in normalen Tagen Schutzmittel erworben, die ihm die Möglichkeit geben, den Keim auf Orte zu beschränken, wo er ihm als Saprophyt nicht schadet und auch dort seine Vermehrung auf ein erträgliches Maß beschränkt. So ist es verständlich, daß das Zusammenleben von Wirt und Keim (die Symbiose) bei der Coligruppe normalerweise ausgeglichen ist, der gewöhnliche Colibacillus normaler Saprophyt und der Wirt Keimträger wird, ohne daß gegenseitig ein Schaden, ja vielleicht sogar Nutzen erwächst.

Das Gesetz von der Erhaltung der Art bedingt es aber, daß der Keim sich vermehrt und dem jeweiligen Wirtskörper sich anzupassen trachtet, aber nicht nur um eine individualisierte und dann beständige Colirasse zu werden, sondern auch um jeweils den momentan gegebenen Umweltsbedingungen in demselben Wirtsorganismus gewachsen zu sein. So ist es vom Gedankenkreis der Biologie aus begreiflich, daß der Colikeim einer der am stärksten variierenden oder fluktuierenden Keime überhaupt ist. Wenn ESCHERICH davon gesprochen hat, daß jedes Individuum seine persönliche Colirasse beherbergt, trägt dies insofern den tatsächlichen Verhältnissen nicht ganz Rechnung, als das Moment der jeweiligen Anpassung des Colikeimes im Darminnern nicht genug unterstrichen wird, die endogene Variabilität demnach nicht berücksichtigt erscheint.

Es ist begreiflich, daß der Keim nicht nur zum Nutzen des Gastgebers sich diesem jeweilig anzupassen sucht, sondern auch immer wieder trachtet, durch Bildung von Varianten — auch Minusvarianten —, selbst das Übergewicht zu erhalten und die Bedingungen zu finden, die ihm selbst am besten entsprechen.

Dann ist er aber eben kein Saprophyt mehr, sondern Parasit geworden. Der menschliche Organismus hat wieder Mittel, um die Invasion von Saprophyten zurückzudämmen bzw. zu verhindern, daß aus ihnen Parasiten werden. Diese Kräfte sind aber nicht immer gleich stark und in gleicher Regelmäßigkeit vorhanden (die momentane Kondition), so daß es dann, wenn die Kondition des Wirtes schlecht ist, zu einer Auseinandersetzung zwischen Wirt und Keim, der Colikrankheit kommen muß.

Wenn die Bedingungen, die HÖRING für das Entstehen einer lokalen bzw. Allgemeininfektion angibt, nunmehr für die verschiedenen Colivarianten in ihren Beziehungen zum Wirtskörper geprüft werden, so spricht alles dafür, daß die Colikrankheit im allgemeinen als echte Infektionskrankheit bezeichnet werden muß, denn: ,,Es kann eine lokale Infektion durch Zustandsänderung des Wirtes (d. h. Empfänglichkeitänderung), verbunden mit einer sekundären Zustandsänderung des Keimes, oder auch durch eine Zustandsänderung des Keimes (plötzliche Aggressivität bisher harmloser Symbionten), gewöhnlich verbunden mit einer Empfänglichkeitsänderung des Wirtes zustande kommen." Das Entstehen einer allgemeinen Infektion setzt voraus ,,eine am Ort der Lokalinfektion stattfindende Kommunikation von lokalem Infektionsprozeß und Blut- oder Lymphbahn, wodurch dem Keim überwiegend rein mechanisch der Weg zur Allgemeinverbreitung im Wirt eröffnet wird, das heißt der die Sepsis kennzeichnende Vorgang".

a) Bacillenträger.

Die Ansicht, daß man bei einem gesunden Menschen überhaupt nicht von einem Bacillenträger sprechen kann, wenn es sich um normale Symbionten handelt, mag für den Erwachsenen gelten, da der Körper im allgemeinen widerstandsfähiger ist und das Zusammenleben der Menschen im Laufe der Jahre die Verschiedenheiten der Colisymbionten verschiedener Wirtskörper sicher allmählich auszugleichen imstande ist. Beim Kleinkind, besonders aber beim Säugling, liegen die Verhältnisse anscheinend anders, was aus der immer wieder zu machenden Beobachtung an Säuglingsstationen mit gesunden, künstlich ernährten Kindern hervorgeht. Kommt nämlich z. B. in eine Gemeinschaft von 3—4 Säuglingen, die durch Wochen trotz künstlicher Nahrung störungsfrei gediehen sind, ein weiterer gesunder Säugling, so kann es, ohne daß auch nur eines der Kinder pathogen erscheinende Colikeime beherbergt, vorkommen, daß in der 1. oder 2. Woche nicht nur der neu dazu gekommene Säugling, sondern auch die der früheren Gemeinschaft angehörigen Kinder eine Durchfallstörung bekommen. Das Entstehen der Darmstörung bei diesen Kindern könnte sehr wohl darauf zurückgeführt werden, daß die ,,individuellen" Colirassen den Ausgleich ihrer Individualität erst dadurch finden konnten, daß die Wirtskörper eine leichtere Gesundheitsstörung durchmachen mußten.

Im Sinne dieser Auffassung hat es daher vielleicht eine gewisse Berechtigung, schon bei einem gesunden Säugling von einem ,,Colibacillenträger" zu sprechen, auch wenn der Stuhl bei bakteriologischer Untersuchung nur gewöhnliche Colibacillen enthält. Bestehen gegen diese Auffassung noch Bedenken, so kann die Bezeichnung Bacillenträger sicherlich für solche gesunde Säuglinge angewendet werden, die im Stuhl wohl charakterisierte pathogene Varianten des Colibacillus ausscheiden. ADAM gab an, daß unter den von ihm untersuchten gesunden

Säuglingen 10% Dyspepsiecoli im Stuhl hatten; ferner fand HASSMANN und auch KLEINSCHMIDT bei darmgesunden Säuglingen an der Klinik noch bei einer wesentlich höheren Anzahl in den Stühlen Paracolibacillen, aber niemals Übergangsformen, während FOTHERGILL nur in einer wesentlich kleineren Anzahl Paracolibacillenträger fand. Bei der Weiterverbreitung von Darmstörungen haben die zuletzt angegebenen Colivarianten ohne Zweifel eine ziemlich große Bedeutung, wobei es gleichgültig erscheint, ob diese Keime einem Virus fix-artigen Stamm entsprechen oder durch Variation erst im Darminnern entstanden sind.

Daß Kinder mit Dyspepsiecoli und Paracolivarianten im Stuhl mit Recht als „Bacillenträger" bezeichnet werden können, geht daraus hervor, daß KLEINSCHMIDT über Hausepidemien mit Enteritis und Dyspepsiecoli im Stuhl berichten konnte, die ihren Ausgang nicht von infizierten Nahrungsmitteln, sondern von Bacillenträgern nahmen. In ähnlicher Weise konnten HASSMANN und HERZMANN als Ausgangspunkt von Durchfallsstörungen bei Kindern in einer Klinik Säuglinge feststellen, die Paracolibacillen im Stuhl hatten.

b) Darmerkrankungen.

Es ist zweifellos richtig, daß die Einteilung der Darmerkrankungen im Säuglingsalter nach ätiologischen Gesichtspunkten außerordentlich schwierig ist und sehr viele Momente dabei berücksichtigt werden müssen. Jede Einteilung, die den hauptsächlich in Erwägung gezogenen Merkmalen gerecht zu werden versucht und Gegensätze herausstellt, die durch einseitige Betrachtung vom Milieu aus bedingt sind, wirkt darum unbefriedigend, weil sie naturgemäß die Betrachtung der Erkrankung vom Standpunkt des menschlichen Organismus außer acht läßt.

Während von ESCHERICH und FINKELSTEIN die alimentären den infektiösen Darmerkrankungen im Kindesalter gegenübergestellt wurden, hat gerade REUSS durch Untersuchungen seiner Schüler zeigen können, wie oft ein Zusammenwirken und ein gegenseitiges Beeinflussen *beider* Faktoren bei entsprechenden Bedingungen von seiten des Wirtsorganismus (der Kondition desselben) erst zur Auslösung der Durchfallsstörung führt. Wenn BESSAU als rein infektiöse Durchfallstörung im Säuglingsalter nur die durch Typhusbacillen, Paratyphus-Dysenterie- und Paradysenteriekeime hervorgerufenen bezeichnet und von diesen die durch Colibacillen hervorgerufenen als invasiöse Darmerkrankungen abtrennt, so kann auch hier der Einwand gemacht werden, daß sehr oft auch bei den durch Colibacillen hervorgerufenen Darmstörungen alle Berechtigung vorliegt, von einer echten Infektion zu sprechen. Die Berechtigung der Auffassung einer Coliinfektion als echter Infektionsstörung ist schon dadurch gegeben, daß normalerweise im Dünndarm keine Colibacillen vorhanden sind und diese erst während der Erkrankung in denselben kommen. Es liegt also ungefähr dasselbe vor, wie wenn die Colibacillen in ein anderes normalerweise colibacillenfreies System, z. B. den uropoetischen Apparat kommen und hier zur Infektion sowie Erkrankung führen.

Andere Momente, die sonst noch vom Standpunkt des Klinikers aus zur Unterscheidung alimentärer und infektiöser Darmstörungen angeführt wurden, bewährten sich auch nur zu einem geringen Teil, da es bekanntlich auch bei den „alimentär" bedingten Darmstörungen durchaus nicht immer gelingt, durch Einschaltung eines Hungertages die Erscheinungen zum Verschwinden zu bringen; umgekehrt kann eine infektiöse Darmstörung oft sehr rasch wieder abklingen und dadurch der Eindruck hervorgerufen werden, daß es sich um eine rein alimentär bedingte Störung handelt (KLEINSCHMIDT). Eine weitere Unterscheidung in primär enterale und parenterale Durchfallsstörungen bringt oft große Schwierigkeiten mit sich, da ein parenteraler Infekt nicht immer die Ursache, sondern sehr oft auch die Folge einer enteralen Störung sein kann. Es darf daher ein erst später festgestellter parenteraler Infektionsherd nicht immer als der für die Darmstörung ursächliche und nur bisher latent gebliebene bezeichnet werden, schon aus dem Grunde, weil ein therapeutisches Handeln dann oft Gefahr laufen könnte, in falsche Bahnen gelenkt zu werden. Wenn auch an dieser prinzipiell wichtigen Unterscheidung im allgemeinen festgehalten werden muß, so zeigt doch eine genaue Beobachtung der Folgen einer parenteralen Darminfektion, daß sie nunmehr von einer primär enteralen Infektion nur schwer oder gar nicht abzutrennen ist. Nach KLEINSCHMIDT kommt es während einer akuten Erkrankung außerhalb des Darmes sehr oft zu einer Verminderung der Säure im Magen und einer Herabsetzung der Motilität des Magens und Dünndarmes, die im einzelnen oder zusammen sowohl einer von außen kommenden Coliinfektion als auch einer endogenen Infektion des Dünndarmes den Weg bahnen. Ähnlich ist auch die Beobachtung SEYFFARTHs aufzufassen, daß Colikeime, die im Magen von Frühgeburten auch in gesunden Tagen gefunden werden, erst unter Vorangehen einer ganz geringen parenteralen Störung zur Wirkung kommen. Von diesem Zeitpunkt an verlaufen beide, die enteralen wie die parenteral bedingten Darmerkrankungen ziemlich gleich. Sie können nicht mehr unterschieden werden, zumal, wenn durch eine primär enterale Durchfallsstörung andere Infektionsherde zur Bildung kommen. Eine befriedigende Einteilung der Darmstörungen im Säuglingsalter wird nur darin bestehen können, wenn sie eine nur beschreibende Form annimmt, wie sie z. B. durch ROMINGER gegeben wird:

1. Die akuten Dyspepsien. 2. Die intestinale Toxikose. 3. Die subakuten und chronischen Dyspepsien. 4. Die Dystrophien.

Erst an zweiter Stelle können dann die ätiologischen Faktoren im allgemeinen angeführt werden, die dann aber stets vom biologischen Standpunkt aus immer von beiden Seiten her die Kräfte und Gegenkräfte des Symbionten berücksichtigen muß. Es ist ein ganz besonderes Verdienst HÖRINGs, den Wert dieser Gesichtspunkte bei der Entstehung der Infektionskrankheiten im allgemeinen und der infektiösen Darmerkrankungen im besonderen erkannt zu haben.

Die Berücksichtigung dieses Standpunktes wird gerade bei der ätiologischen Betrachtung der Durchfallsstörungen die große Bedeutung der endogenen Infektion und endogenen Variation bzw. der endogenen Virulenzsteigerung bisher saprophytärer Keime im Dünndarm erweisen. Sie spielt, wie HASSMANN zeigen konnte, auch bei einer Gruppe von Darmerkrankungen im *Kleinkindesalter* anscheinend eine große Rolle. Die Anamnese bei dieser Form der Darmerkrankungen ergibt mit großer Regelmäßigkeit, daß die betreffenden Kinder schon im späteren Säuglingsalter, manchmal auch schon nach dem Abstillen unter rezidivierenden Durchfallsstörungen leiden, während in der Zwischenzeit ausgesprochene Obstipationserscheinungen bestehen oder bei zwar regelmäßigem Stuhlgang doch zu wenig Stuhl abgeht. Bei Untersuchungen dieser Kinder konnte festgestellt werden, daß, obschon keinerlei ausgesprochene Zeichen eines

HERTERschen Infantilismus oder einer HIRSCHSPRUNGschen Erkrankung nachzuweisen waren, doch eine gewisse Atrophie eingetreten war und Beziehungen zu beiden Formen der Erkrankung festgestellt werden konnten. Die Röntgenuntersuchung mit Hilfe des Bariumkontrasteinlaufes ergab nun bei allen diesen Kindern eine gegenüber Kontrollbefunden auffallend *verlängerte*, nicht wesentlich verbreiterte, aber *sehr bewegliche Sigmaschlinge;* die Verlängerung des Darmes kann als *Sigma perlongatum mobile* bezeichnet und als eine über das Ziel hinausschießende Entwicklungsmißbildung aufgefaßt werden. Regelmäßig durchgeführte bakteriologische Stuhluntersuchungen ergaben bei der Mehrzahl dieser Kinder während oder manchmal auch sogar vor einem Durchfallsrezidiv Paracolibacillen bzw. Übergangsformen zwischen Paracoli und Coli, während diese in der Zwischenzeit sehr häufig wieder aus dem Stuhle verschwanden. Es lag nunmehr die Annahme nahe, daß infolge der verlängerten Sigmaschlinge eine Rückstauung des Stuhles und damit abnorme Fäulnisvorgänge im Darm zustande kommen könnten, die ihrerseits die endogene Infektion und Variation saprophytärer Colikeime zu parasitären Colikeimen (in diesem Falle waren es Paracolistämme) förderte. Die Richtigkeit dieser Annahme ließ sich bei einzelnen Kindern dadurch erbringen, daß im kindlichen Blutserum eine ausgesprochene Agglutinationsfähigkeit für die eigenen Paracolistämme, manchmal auch für körperfremde auftrat. Obstipierte Kinder, die zu keinerlei Durchfällen neigten, wohl aber als Ursache der Obstipation ein Sigmaperlongatum mobile aufwiesen, zeigten im Stuhl stets nur gewöhnliche Colibakterien und niemals Paracolibacillen. Die Ursache, warum es bei diesen Kindern nicht auch zu Durchfallsstörungen gekommen war, mußte darin gesucht werden, daß es hier vermutlich nie zu einer endogenen Infektion des Dünndarmes kam, wahrscheinlich aus dem Grunde, weil die bakterienregulierenden Kräfte des Dünndarmes im Wirtskörper nie versagten. Gerade der Rückstauung von Stuhlmassen kommt aber im allgemeinen ähnlich wie bei Stauungserscheinungen im uropoetischen System sicher eine hohe Bedeutung bei der Entstehung einer endogenen Infektion zu, da bei obstipierten Kindern häufig genug nicht nur vermehrtes Indican im Harn nachgewiesen werden kann, sondern auch An- oder Hypacidität des Magensaftes und Anorexie besteht, die wieder den Weg für eine perorale exogene oder endogene Infektion ebnen können.

Da es auch entzündliche Dickdarmerkrankungen im Säuglings- und Kleinkindesalter gibt, bei denen eine endogene Infektion des Dünndarmes nicht nachgewiesen werden kann, muß angenommen werden, daß auch im Dickdarm unter Umständen die normalerweise vorhandenen bakterienregulierenden Mechanismen gestört werden. Auch im Dickdarm wurden bei durchfallskranken Kindern ausgesprochene Entzündungserscheinungen und sowohl Dyspepsiecoli, wie Paracolistämme bei Fehlen irgendwelcher der obligaten pathogenen Darmkeime nachgewiesen, so daß angenommen werden muß, daß diesen Stämmen in gleicher Weise wie im Dünndarm bei der Entstehung reiner Colitiserkrankungen eine ätiologische Bedeutung zukommen muß.

c) Hepatitis serosa.

Während einer Durchfallsstörung oder im Anschluß an eine solche kommt es gar nicht so selten auch zu einem „Icterus catarrhalis", dessen bakterielle Ätiologie zwar wahrscheinlich, aber bisher vollkommen unklar ist. Im Hinblick auf die grundlegenden Arbeiten von EPPINGER, FALTITSCHEK bzw. RÖSSLE, nach denen der catarrh. Icterus durch eine seröse Entzündung der Gallenwege bzw. der Leber hervorgerufen wird, sollte der Name Icterus catarrhalis durch „Hepatitis serosa" ersetzt werden, um so mehr, als es im Verlauf von Ikterusepidemien auch Fälle von Leberschwellung ohne ikterische Hautverfärbung gibt (WALLGREEN). Das epidemische Auftreten veranlaßte WALLGREEN, für alle derartigen Erkrankungen den Namen Hepatitis infectiosa vorzuschlagen. Es ist aber bisher weder ihm, noch LANGER oder HECKER gelungen, bei derartigen Erkrankungsformen spezifische Erreger festzustellen. EPPINGER konnte den Zusammenhang von Paratyphuserkrankungen mit einer Hepatitis serosa feststellen. Weiters ist es HASSMANN gelungen, bei einer Reihe von solchen Erkrankungsfällen im Stuhl neben den gewöhnlichen Colibacillen fast regelmäßig Paracolibacillen, manchmal auch Übergangsformen zwischen diesen und gewöhnlichen Colibacillen festzustellen. Daß den Paracolistämmen eine ätiologische Bedeutung zukommt, geht unter anderem daraus hervor, daß bei einem ikterischen Säugling im Alter von 1½ Monaten trotz ausschließlicher Brusternährung im Stuhlabstrich die gramnegative Flora (in der Kultur Paracoli) gegenüber der Bifidusflora zur Zeit der Erkrankung stark überwog, ähnlich dem Verhalten, wie wir es bei durch Coli hervorgerufenen Darmstörungen von Brustkindern zu sehen gewohnt sind. Da das Serum der erkrankten Kinder die im Stuhl gezüchteten Paracolistämme sehr oft bis zu einem hohen Titer agglutinierte, bestand nunmehr kein Zweifel, daß den Paracolistämmen eine ätiologische Bedeutung für das Entstehen der Hepatitis serosa zukam. HASSMANN folgerte aus diesen Untersuchungen, daß derartige Erkrankungen entweder durch perorale Paracoliinfektion entstehen, oder aber durch eine endogene Infektion, die mit einer Variation (Abartung) der gewöhnlichen Colikeime zu Paracolikeimen einhergeht, zustande kommt; als Beweis für die Richtigkeit dieser Annahme wurde von ihm das gleichzeitige Vorkommen von Übergangsformen zwischen beiden Varianten in den ersten kulturellen Stuhluntersuchungen angeführt. Mit Rücksicht auf die Anamnese konnte mit einiger Wahrscheinlichkeit der Schluß gezogen werden, daß es durch Diätfehler zu einem Versagen der bakterienregulierenden Kräfte im Dünndarm kommt.

Unter diesen Umständen können die Colikeime im Dünndarm nicht nur zu wuchern beginnen, sondern auch zu pathogenen Formen variieren. Die Tatsache, daß es bisher — abgesehen von vereinzelten Paratyphusbefunden — niemals gelang, trotz des zuweilen epidemieartigen Auftretens von Ikterusfällen einen Erreger festzustellen, steht mit dieser Annahme im Einklang. Wird doch den Paracolibacillen von bakteriologischer Seite in der Regel keine Beachtung geschenkt und bei Fehlen der bekannten Erreger infektiöser Darmerkrankungen der bakteriologische Befund für negativ erklärt (SCHUBERT und DAVID).

Daß der Paracoliinfektion im Dünndarm auch bei Erwachsenen als Ursache einer Hepatitis serosa eine wesentliche Bedeutung zukommen kann, konnte ebenfalls durch bakteriologische und serologische Untersuchungen bestätigt werden.

Zum Beweis dessen mag folgendes Beispiel angeführt werden: Ein 30jähriger Mann erkrankte im Anschluß an einen „Diätfehler" an einer hochfieberhaften Erkrankung mit schmerzhafter Leberschwellung und schwerem Ikterus, so daß er wegen der Schwere des Zustandes eine intravenöse Dauerinfusion von Traubenzuckerlösung bekommen mußte. Im Stuhl des Patienten wurden nun wiederholt in überwiegender Anzahl der gewachsenen Kolonien kulturell und serologisch als Paracolibacillen festzustellende Stämme gefunden, die vom Blutserum des Patienten am Höhepunkt der Erkrankung bis zur Verdünnung von 1 : 1600 agglutiniert wurden (Beobachtung an der internen Abteilung des Wiedner-Spitales, Prof. R. BAUER).

Gerade aus diesem Beispiel geht die ätiologische Bedeutung der Paracolistämme bei dem Zustandekommen einer Hepatitis serosa mit absoluter Sicherheit hervor. Die Wirkung vom Dünndarm auf die Leber kann darin bestehen, daß es im Anschluß an die endogene Besiedlung des Dünndarmes mit pathogenen Paracolistämmen zu einer Weiterverbreitung derselben auf dem Blutweg oder der Lymphbahn kommt; andererseits besteht auch die Möglichkeit, daß Endotoxine der betreffenden Keime auf dem Lymphweg in die Leber gelangen und dort zur serösen Entzündung führen.

d) Pyurien.

Die Bezeichnung aller entzündlichen Erkrankungen des uropoetischen Systems mit dem Namen ,,Pyurie" stammt von KLEINSCHMIDT und hat sich aus dem Grunde allgemein eingebürgert, weil im Einzelfall schwer entschieden werden kann, ob es sich nur um eine Blasenentzündung oder um eine Harnleiter- und Nierenbeckenentzündung ohne oder mit Beteiligung der Blase handelt. Die Schwierigkeiten, die bezüglich der speziellen Diagnose einer pyurischen Erkrankung Veranlassung zur vereinfachten Bezeichnung Pyurie geführt haben, gelten in gleicher Weise auch für den Nachweis der Infektionsgenese. Sie im Einzelfall mit absoluter Sicherheit zu erkennen, ist meist unmöglich, es ist aber auch die Art und Anzahl der bei Pyurien im Harn festgestellten Bakterien sehr verschieden.

Es kann heute wohl als feststehend angesehen werden (NOEGGERATH und NITSCHKE), daß alle drei Infektionsmöglichkeiten der Harnwege, der ascendierende, der Blutweg und der Lymphweg zu Recht bestehen. Daß die ascendierende Infektion vorherrscht, geht aus der allbekannten Tatsache hervor, daß Mädchen ungleich häufiger an Pyurien erkranken als Knaben. FRANK und VASILE bestätigten diese Annahme auch durch bakteriologische Untersuchungen, da sie in Katheterharn, der Vulva sowie auch im Stuhl kulturell gleiche Stammtypen feststellen konnten.

Der hämatogene Infektionsweg bei der Pyurie konnte aus Untersuchungen geschlossen werden, die zu Beginn der Erkrankung im Blut die entsprechenden Colikeime ergaben. War vor der Blasenentzündung eine schwere Darmerkrankung vorausgegangen und der Nachweis von Colikeimen im Blut zur Zeit der pyurischen Komplikation möglich, so war dann die Annahme des hämatogenen Infektionsmodus wohl am meisten gerechtfertigt. Der Nachweis von Colikeimen im Munde pyuriekranker Kinder ist BESSAU und nach ihm vielen anderen gelungen, doch kommt diesen Befunden bei der Ubiquität des Colikeimes keine Beweiskraft für die hämatogene Entstehung einer Pyurie zu. Der Nachweis einer hämatogen bedingten Pyurieerkrankung ist vor allem dadurch schon gegeben, daß es im Verlauf einer Colisepsis zu einer Pyurie kommen kann, und daß schließlich auch bei Knaben, bei denen der ascendierende Infektionsweg kaum in Frage kommt, Pyurien gar nicht so selten zur Beobachtung gelangen. Wenn nun GYÖRGY nach Typhus und Ruhr Pyurien feststellen konnte, bei denen im Katheterharn Colivarianten (Paracoli) nachgewiesen werden konnten, kommt diesem Befund für die Annahme einer hämatogenen Entstehung der Pyurie große Bedeutung zu. Bei der Paratyphuserkrankung kommt es ja fast immer zu einer Bakteriämie und danach gar nicht so selten zu einer Pyurie. GYÖRGY nahm nun an, daß die in Frage kommenden Keime entweder im Blute oder während des Ausscheidungsprozesses in der Niere eine Variation erfahren und auf diese Weise eine endogene Infektions- und Variationsstörung als Ursache der Pyurie angesehen werden muß.

Die Annahme einer lymphogenen Infektion als Entstehungsursache von Pyurien ist anatomisch begründet, da vom Darm zum Nierenparenchym direkte Lymphbahnen führen, doch spricht nach NOEGGERATH für die außerordentliche Seltenheit dieses Infektionsweges, daß para- und perinephritische Entzündungsherde am Obduktionstisch bei kindlichen Pyurien ganz außerordentlich selten gefunden werden.

Als Erreger der kindlichen Pyurie kommt zweifellos den verschiedenen Keimen der Coligruppe die größte ätiologische Bedeutung zu. Nur in Ausnahmsfällen sind es andere Keime, wie Staphylokokken und Streptokokken, die als Erreger kindlicher Pyurien gefunden wurden. SCHLACK konnte zwar in einzelnen Fällen nachweisen, daß zu Anfang einer Pyurie im Katheterharn neben Colikeimen noch die früher genannten Kokken gefunden werden konnten und schloß daraus, daß den Colibacillen als Erreger einer Pyurie nur sekundäre Bedeutung zukommen könne. Der Nachweis von Kokken zu Beginn einer Pyurie ist aber auch ihm nur selten und vielen anderen nie gelungen, so daß ihnen kaum eine besondere Bedeutung zukommen kann und die verschiedenen Colistämme, die bei der Pyurie gezüchtet werden, auch in der Regel als Erreger derselben angesprochen werden müssen. Im Gegensatz zur früher geltend gemachten Meinung, daß jeder Keim der Coligruppe als Erreger einer Pyurie in Frage kommen könne, nahm ADAM an, daß in der überwiegenden Zahl der Fälle kulturell und serologisch besonders charakterisierte Colikeime, die er „Pyuriecoli" nannte und mit dem Kälberruhrbacillus JENSENs identifizierte, als Erreger in Betracht komme. Er glaubte, den Pyuriecoli auf Grund kultureller Verfahren vom Dyspepsiecoli abgrenzen zu können, da alle Stämme wohl Lactose, Saccharose, Sorbose, Dulcit und Mannit vergoren, aber Adonit unverändert ließen. Trotzdem er in seiner Anschauung von der Typenspezifität des Pyuriecoli von ROSENOW unterstützt wurde, konnten viele andere Nachprüfer seine Angaben nicht bestätigen (UFFENHEIMER, SZICKELI, FRANK und VASILE).

HASSMANN, TEVELI und später auch JOPPICH fanden bei einer größeren Zahl von Pyurien im Katheterharn Paracolibacillen, manchmal in Reinkultur, oft aber neben gewöhnlichen Colistämmen; sie zeigten in der Kultur gleiches Verhalten wie die bei Darmerkrankungen gefundenen Paracolistämme, d. h. sie gingen häufig bei kultureller Weiterimpfung allmählich oder plötzlich in gewöhnliche Colistämme über. Ihre ätiologische Bedeutung konnte von HASSMANN durch positive Agglutinationsversuche erwiesen werden, in ähnlicher Weise wie es SZICKELI für gewöhnliche Colistämme feststellen konnte. Gar nicht selten konnte HASSMANN, wenn die Untersuchung des Katheterharns Paracolibacillen ergab, auch im Stuhl kulturell gleichgeartete, aber auch in verschiedenen Merkmalen abweichende Paracolitypen nachweisen, woraus geschlossen werden konnte, daß es während des Infektionskreislaufes vom Darmtrakt zu den harnableitenden Wegen zu einer Veränderung (Variation) des ursprünglichen oder im Darm schon variierten Keimes kommen kann. Die Variabilität der Colikeime spielt also allem Anschein nach auch bei der Entstehung der kindlichen Pyurie eine beachtenswerte Rolle. Ähnlich muß auch die Beobachtung von SCHLACK aufgefaßt werden, wenn er ein Paracolirezidiv nach einer durch gewöhnliche Colikeime hervorgerufenen Pyurie fand. Es kann als wahrscheinlich angenommen werden, daß es im Verlaufe einer Restbakteriurie nach der ersten Pyurie unter begünstigenden Umständen von seiten des kindlichen Organismus plötzlich zu einer Virulenzsteigerung, verbunden mit einer Variation des gewöhnlichen Colibacillus zum Paracolibacillus gekommen ist. Diese Annahme ist wohl ungezwungener als die, daß das Rezidiv durch eine neue Infektion mit Paracolibacillen zustande kam. Theoretisch wäre allerdings auch das letztere möglich, da es gerade bei Coliinfektionen des kindlichen Organismus zu keiner ausgesprochenen Immunität kommt.

Ohne auf die einzelnen Formen der Pyurien näher einzugehen, soll nur auf die Bedeutung der *Abflußbehinderung* des Harnes bei *Mißbildungen* der harnableitenden Wege für die sekundäre Infektion mit Colikeimen im gestauten Organ hingewiesen werden. Sie ergab sich bei wiederholter Untersuchung von Harnleitermißbildungen, bei denen es zu einer Rückstauung des Harnes und Erweiterung der Ureteren gekommen war. Im Ureterenkatheterharn solcher Fälle fanden sich wiederholt Keime der Coligruppe, die zu einer chronischen Pyurie Veranlassung gegeben hatten, welche im weiteren Verlauf zu einem dystrophischen Zustand des gesamten Organismus führte.

Diese Beobachtungen sind vor allem darum wichtig, da sie uns einen Rückschluß erlauben, warum es bei chronisch obstipierten Kindern, die ein Sigma perlongatum mobile (s. o.) aufweisen, zu rezidivierenden Durchfällen und dystrophischen Zuständen kommt. Die Rückstauung von Harn führt sehr oft zu einer Sekundärinfektion der bisher keimfreien Harnleiter oder Nierenbecken, die von Darminhalt zu einer solchen des Dünndarmes. Die in ihrem Gefolge eintretende chronische Dysbakterie führt in einem Falle zur chronischen Pyurie, im anderen Falle zur Enteritis, wobei die Wirkung auf den Gesamtorganismus letzten Endes gleich wird.

Die Pyurie im Säuglings- und späteren Kindesalter kann demnach sowohl durch ascendierende, als auch descendierende Infektion der Harnwege mit Colikeimen entstehen. Die Auffassung, daß alle Pyurien primär durch eine Infektion mit Kokken hervorgerufen werden, die erst sekundär von Colikeimen verdrängt werden, ist im allgemeinen wohl abzulehnen. Prinzipiell von Wichtigkeit erscheint es, zu betonen, daß alle Varianten des Colibacillus in gleicher Weise bei dem Entstehen einer Pyurie mitwirken können; dem Pyuriecoli nach ADAM kommt nicht die ihm von seinem Entdecker zugedachte dominierende Rolle zu, zumal seine Typenspezifität fast allgemein abgelehnt wird. Der endogenen Variation von Colikeimen scheint auch bei der Entstehung der Pyurie ätiologische Bedeutung zuzukommen.

e) Sonstige Erkrankungen.

Da der Colibacillus nicht nur als Erreger von lokalen infektiösen Prozessen in Betracht kommt, sondern auch Allgemeininfektionen herbeiführen kann, ist es begreiflich, wenn er auch im Eiter fernliegender, sekundär infizierter Organe gefunden wird und dann als Erreger dieser Erkrankung anzusprechen ist. Es kommt relativ häufig vor, daß Colibacillen im Eiter von Weichteilabscessen, vereiterten Lymphdrüsen, Knochen und Gelenken gefunden wurden. Dabei ist das Vorkommen aller möglicher Varianten beschrieben worden und es ist sicher nur ein Zufall, wenn GOLDSCHMIDT im Eiter bei durch Coli bedingten septischen Prozessen niemals Dyspepsiecoli gefunden hat. In gleicher Weise wie alle übrigen Varianten kommen auch Paracolibacillen als Erreger septischer Prozesse vor; HASSMANN fand sie beispielsweise bei einem Säugling mit eitriger Meningitis nach einer Darmstörung im Liquor cerebrospinalis. Wie häufig Colibacillen als Keime eitriger Meningitis im Neugeborenenalter angetroffen werden, geht aus einer Mitteilung von RHENTER und DARDAILLON hervor, die unter 30 Meningitisfällen dieser Altersperiode 8 durch Colibacillen hervorgerufene fanden. Allem Anschein nach führt die primäre Coliinvasion in der Neugeburtsperiode, wo der Organismus an sich weniger widerstandsfähig ist, selbst bei ausschließlicher Brusternährung zu einer echten Infektionsstörung mit septischem Verlauf.

HASSMANN berichtete auch über das Vorkommen von Paracolibacillen im Stuhl bei *fieberhaften Zuständen nach Masern,* die nur zum Teil von vornherein als enterale Erkrankungen aufgefaßt werden konnten, deren Bedeutung aber schon daraus hervorgeht, daß die gefundenen Paracolistämme vom kindlichen Serum agglutiniert wurden. Er führte die Erkrankungen auf eine parenteral bedingte Darminfektion zurück und nahm an, daß unter dem Einfluß der Infektionskrankheit eine endogene Infektion und Variation saprophytärer Keime erfolgte. Vielleicht kann man solche Erscheinungen als eine Form des sogenannten „zweiten Krankseins" nach Infektionskrankheiten auffassen.

Der endogenen Coliinfektion und der Dysbakterie im Sinne NISSLEs wird heute bei einer Reihe von ätiologisch nicht vollkommen geklärten Erkrankungen wesentliche Bedeutung beigemessen. So sehen RIETSCHEL, FANCONI, LEHNDORFF und MAUTNER die Hauptursache für das Entstehen einer *Coeliakie* nicht, wie einige Amerikaner behaupten, in einer Avitaminose, sondern vielmehr in dem Persistieren einer einmal *pathogen gewordenen Coliflora* des Dünndarmes, mit der der kindliche Organismus nicht fertig wird; die Avitaminose, Osteoporose, Azidose und schließlich noch die flache Blutzuckerkurve seien lediglich sekundäre Erscheinungen. Es ist wohl kein Zufall, wenn HASSMANN bei mehreren Kindern mit Coeliakie fast regelmäßig nicht nur während oder vor einem Darmstörungsrezidiv Paracolibacillen neben anderen Colivarianten fand, sondern oft auch in den Zeiten, da die Stühle nicht diarrhoisch waren. Das Vorkommen der Paracolibacillen kann wohl nicht anders als der Ausdruck einer solchen persistenten endogenen Dysbakterie aufgefaßt werden. In gleicher Weise kommt es allem Anschein nach auch bei der HIRSCHSPRUNGschen Erkrankung zu einer endogenen Coli-Paracolidysbakterie, die durch die außerordentlich hartnäckige Obstipation gefördert wird und nunmehr zu den chronischen Durchfällen und der Schädigung des gesamten Organismus führt. Wie aus Röntgenuntersuchungen (KLEINSCHMIDT, GOEBEL) hervorgeht, kommt es bei der HIRSCHSPRUNGschen Krankheit wohl zu einer raschen Peristaltik im Magen und Dünndarm, aber der Bariumbrei wird nicht gleichmäßig vorwärtsgeschoben und bleibt infolge der durch ein Mesenterium commune bedingten abnormen Beweglichkeit des Dünn- und Dickdarmes zum Teil an Ort und Stelle liegen, so daß es rückwirkend auf den Chymus zu Fäulnis oder Gärungsvorgängen kommt, die ihrerseits wieder die endogene Dysbakterie fördern.

Aus den angeführten Untersuchungen ist ersichtlich, daß jede Darmpassagebehinderung chronischer oder akut rezidivierender Natur retrograd zu einer endogenen Infektion, sehr häufig anscheinend auch zu einer Variationsstörung und Virulenzveränderung der normalen Darmsaprophyten führen kann. So ist es auch zu erklären, warum es auch beim akuten Ileus zu einer endogenen Infektion kommt und auch bei der obenbeschriebenen durch eine abnorme Länge der Sigmoidschlinge bedingten chronischen Obstipation (HASSMANN, KHALIK) eine Dysbakterie eintritt. Diese ist dann letzten Endes die Ursache einer enteralen Infektion, der darauf einsetzenden Durchfallsstörung und schließlich der toxischen Allgemeinschädigung des Organismus.

IV. Prophylaxe.

Die Verhütung der ,,Colikrankheiten" ist im Grunde genommen identisch mit einer Prophylaxe der enteralen Störungen. Wenn wir annehmen, daß diese enteralen Störungen durch exogene oder endogene Infektion mit Varianten der Coligruppe verursacht sind, muß vor allem danach getrachtet werden, diese Infektionen zu verhüten. Daß diese Verhütung durch allgemeingültige Maßnahmen möglich ist, zeigt das Absinken der Säuglingssterblichkeit im Deutschen Reich, die fast ausschließlich durch Verhütung und Bekämpfung der Darmstörungen so wesentlich gesenkt werden konnte. Aber auch auf diesem Gebiete wäre durch konsequente Durchführung verschiedener Vorschläge noch manches zu leisten möglich. Die Erkenntnis von dem Wert der Muttermilch oder Ammenmilch bei der Bekämpfung von Durchfallsstörungen hat sich zwar wohl allseitig durchgesetzt, doch werden auch heute noch zahlreiche Kinder infolge einer Hypogalaktie der Mutter meist viel früher abgestillt, als dies bei entsprechender Bekämpfung der Hypogalaktie sich als notwendig erweist. Gerade aber das Stillen oder das Füttern von Frauenmilch verhütet, wenn auch der Nahrungsbedarf nur zum größeren Teil durch Mutter- oder Ammenmilch gedeckt werden kann, am sichersten ein Überwuchern der Colikeime und damit das Auftreten von Durchfallsstörungen, wie z. B. aus den obenerwähnten Untersuchungen bei Frühgeburten von SEYFFARTH ganz besonders hervorgeht.

Kommt die Hypogalaktie einem absoluten Milchmangel gleich — was sicher nur ganz ausnahmsweise vorkommt (MEIER, HERZMANN), wenn die Volksernährung und Volkspflege gut ist und die Frauen ihr erstes Kind nicht erst zwischen 30 und 40, sondern zwischen 20 und 30 Jahren bekommen —, so sollte, wie dies heute schon sehr oft geschieht, Muttermilch unter hygienisch besonders einwandfreien Bedingungen in jeder Stadt gesammelt werden und an Bedürftige auch unentgeltlich abgegeben werden. Unter solchen Bedingungen gewonnene Muttermilch ist auch im abgekochten Zustand sicher weitaus besser, als die künstliche Ernährung (HOTTINGER, REUSS, KAYSER).

Muß nun aus äußeren Gründen doch zur künstlichen Ernährungsweise gegriffen werden, so ist es sicher nicht gleichgültig, von welcher Qualität die verabreichte Milch ist. Grundsätzlich verlangen REUSS, BRUGSCH und ROMINGER, daß nur *einwandfreie Kuhmilch* für die Ernährung von Säuglingen herangezogen werden soll. Sie soll von sicher gesunden Tieren stammen und unter möglichst aseptischen Bedingungen gewonnen werden, so daß ihre Keimzahl an der unteren Grenze des Erreichbaren (20—30000 Keime im Kubikzentimeter) liegt; denn nur unter diesen Verhältnissen ist eine absolut sichere Sterilisierung der Milch gewährleistet. Wenn eine mit Colikeimen stark verunreinigte Milch — ESCHERICH fand in der Gebrauchsmilch oft über 1000000 Keime im Kubikzentimeter — abgekocht wird, so gelingt entweder die Sterilisierung nicht vollkommen oder, wenn sie gelingt, kann eine solche Milch doch durch sonstige Verunreinigung oder den vermehrten Coliendotoxingehalt selbst eine Epidemie von Darmstörungen auslösen (ESCHERICH, BRUGSCH).

Eine weitere Frage betrifft die prophylaktische Anwendung der verschiedenen Arten von Sauermilch (Milchsäure-, Citronensäuremilch).

Es ist eine alte Erfahrungstatsache, daß es in Säuglingskrankenanstalten und Heimen, wo ausschließlich oder vorwiegend künstlich ernährte Kinder untergebracht werden, trotz bester Pflege und peinlicher Asepsis bei der Ernährung mit den gewöhnlichen Kuhmilchmischungen immer wieder zu enteralen Störungen kommt. Wie oben ausgeführt, ist eben eine Infektion der Kinder mit den Colistämmen des Milieus so gut wie unvermeidlich. Als wirksamstes Mittel, um den Folgen dieser Infektion zu begegnen, hat sich die Ernährung der Säuglinge mit Sauermilch (Milchsäure-, Citronensäuremilch) erwiesen, welche trotz mancher gegenteiliger Meinung in Säuglingskrankenanstalten und Säuglingsheimen ganz regelmäßig verwendet werden sollten. Erst bei grundsätzlicher Verwendung der Sauermilch — bei Versuchen in vitro hat sich als das Coliwachstum hemmende Mittel besonders die Milchsäuremilch bewährt (HASSMANN) — werden an den Säuglingsabteilungen enterale Toxikosen nicht mehr und auch leichtere Darmstörungen weitaus seltener beobachtet. Im Privathaus kann man bei guter Milchqualität von der Säuerung absehen; wo aber die Qualität der Milch keine einwandfreie ist, sollte auch im Haushalt die Sauermilchernährung eingeführt werden (REUSS, VOGT).

Bei Verhütung enteraler Erkrankungen des Säuglingsalters kommt im Rahmen der Ernährungsprophylaxe der Infektionsprophylaxe die größte Bedeutung zu. Auch die natürliche Ernährung wirkt ja zum großen Teil in diesem Sinne, da die sich bei Verabreichung von Frauenmilch im Darm etablierende Bidifusflora ein Wuchern von Colikeimen nicht aufkommen läßt. Muß künstlich ernährt werden, so läßt sich durch die Sauermilch nicht nur eine exogene Infektion mit Colikeimen verhüten, sondern auch die endogene Infektion des Dünndarmes weitgehend beeinflussen. Die Milchverdünnung spielt dabei keinesfalls die Rolle, die man ihr früher beigemessen hat. Gerade bei Verwendung von Sauermilch zeigt es sich immer wieder, daß sie bei entsprechendem Kohlehydratzusatz auch als Vollmilch selbst von den jüngsten Säuglingen ohne Störung vertragen wird.

Es hat nicht an Versuchen gefehlt, die normale Bifidusflora des Brustkindes durch entsprechende Zusammensetzung der künstlichen Nährgemische zu erzielen. Nach KLEINSCHMIDT läßt sich schon durch Zusatz von Milchzucker oder auch gewöhnlichem Zucker eine Bifidusflora erreichen. In jüngster Zeit hat BESSAU ein allerdings recht kompliziert zusammengesetztes Nährgemisch angegeben, welches die Bifidusflora fördern soll und dadurch bei der Prophylaxe von Darmstörungen eine Rolle zu spielen berufen ist. Der Anwendung einer derartigen Nahrung auf breiter Basis stehen allerdings schon die relativ großen Kosten im Weg.

Schon seit langem versucht man durch Verabreichung von säurebildenden Bakterien, insbesondere von Acidophiluskeimen (Procolon und andere Präparate) eine Umstimmung der Darmflora im Sinne der Brustmilchflora herbeizuführen. Die verfütterten Keime erscheinen zwar im Stuhl wieder, kommen aber im Darm anscheinend meist nicht zur Haftung, da es sich herausstellt, daß sie nach dem Aussetzen der Verfütterung rasch wieder aus dem Stuhl verschwinden. Auch kommt es mitunter während der Acidophilusverabreichung zu einem Rezidiv der Darmstörung.

In Säuglingsheimen und Krankenanstalten wäre es nach vielseitiger Erfahrung freilich das zweckmäßigste, wenn jedes Kind einen eigenen Raum hätte und auch bei der allgemein üblichen Freiluftbehandlung von den Nachbarn getrennt wäre, da auf diese Weise bei Durchführung sonstiger aseptischer Pflegemaßnahmen eine exogene Infektion mit Colikeimen auch bei gesunden Säuglingen am ehesten vermieden werden kann. Eine aseptische Pflege ähnlich der im Operationssaal geübten Methode, wie sie SAUER auf seiner Säuglingsstation eingeführt zu haben glaubt, ist wohl kaum jemals möglich.

Die Beobachtung von REUSS, daß ein künstlich ernährter Säugling mit zahlreichen anderen ausschließlich natürlich ernährten Säuglingen die beste „Symbiose" bildet, da weder er noch die anderen durchfallsgefährdet erscheinen, kann in Anstalten, wo Mütter mit ihren Kindern zusammen aufgenommen sind, immer wieder bestätigt werden. Doch stellen sich einer allgemeinen Durchführung der Forderung, daß nur *ein* künstlich ernährter Säugling bei mehreren natürlich ernährten untergebracht werden soll, nicht zu überwindende Hindernisse in den Weg.

Die Prophylaxe der Darmstörungen umfaßt demnach ganz allgemein folgende Grundsätze: Im Haushalt soll die Ernährung des Säuglings, woferne eine natürliche nur teilweise oder überhaupt nicht stattfinden kann, mit einwandfreier keimarmer Kuhmilch (Kindermilch) erfolgen; wenn aber die Qualität der Milch nicht diese Vorzüge genießt, soll die Ernährung mit Sauermilch durchgeführt werden. In jeder Säuglingsanstalt sollen so viele Ammen oder Stillmütter aufgenommen sein oder zumindest abgezogene Frauenmilch zur Verfügung stehen, daß bei solchen Säuglingen wenigstens eine teilweise natürliche Ernährung ermöglicht wird. Wo diese nicht durchführbar erscheint, soll die jeweilige Gemeinschaft von Säuglingen möglichst klein gehalten werden und neben der selbstverständlich peinlich sauberen Pflege die Ernährung mit Sauermilch (am besten Milchsäuremilch nach MARRIOTT bzw. SCHEER) auch prophylaktisch erfolgen, da unter diesen Umständen eine schwere enterale Störung fast immer wieder vermieden werden kann. Jenseits des Säuglingsalters spielt die Coliinfektion von Kind zu Kind nicht annähernd die Rolle wie im 1. Lebensjahr. Besondere prophylaktische Maßnahmen sind dann nicht mehr notwendig.

V. Therapie.

In der Behandlung der akuten Dyspepsien des Kindesalters hat sich heute die Rohobstdiät (Apfel, Banane, Aplona) an die erste Stelle zu setzen vermocht. Von HEISSLER und MORO begründet, hat sie sich sehr rasch einführen können, so daß BAUMANN, WOLFF, MALLYOTH, SCHREIBER u. v. a. von fast 100%igen Erfolgen sprechen. Wurde sie anfänglich nur bei Kindern über 9, später über

6 Monate gegeben, so hat HERZMANN auch bei jüngeren, künstlich ernährten Säuglingen mit Dyspepsien und in gleicher Weise auch bei dyspeptischen Brustkindern ausgezeichnete Erfolge beschrieben, so daß auch bei der Brustdyspepsie der Apfel nicht nur als „Stuhlkosmeticum" und Vitaminträger, sondern auch zur Linderung der oft nicht unbeträchtlichen Kolikbeschwerden sehr empfohlen werden kann. Wichtig ist allem Anschein nach, daß die Qualität und der Reifezustand des Apfels entsprechend ist, da die prompte Wirkung der Diät hauptsächlich davon abhängt. Gerade im Frühjahr, wenn noch kein guter heimischer Apfel zu bekommen ist, bleibt die Wirkung aus, ja es kann sogar eine Verschlechterung der Dyspepsien eintreten. In diesen Fällen wird das nach Angaben der Münchener Kinderklinik hergestellte Aplona (ein Apfeltrockenpräparat) annähernd dieselben guten Dienste leisten. Es wirkt aber auch die Banane im rohen Zustand bei Säuglingsdyspepsien in ganz ähnlicher und fast gleich guter Weise wie der Apfel (FANCONI, KAHN, BAUMANN u. a.).

Wie die Untersuchungen von MALLYOTH, BAUMANN u. a. ergeben haben, wirkt der Rohobstbrei hauptsächlich in der Weise, daß das quellende Pektin, welches mit beschleunigter Peristaltik durch den Dünndarm getrieben wird, den Darm säubert. Zu dieser grobmechanischen Säuberung gesellt sich als weiterer wichtiger Heilfaktor das Adsorptionsvermögen des Pektins für toxische Substanzen und Bakterien. Nach SCHREIBER sind es hauptsächlich pathogene Keime, welche der Adsorption verfallen. Die Darmbakterien erfahren zudem durch die Änderung des Nährbodens eine Hemmung ihres Wachstums. Röntgenologische Untersuchungen über die Darmpassage bei der Apfeldiät (Voss) haben ergeben, daß der Apfelbrei den Magen und Dünndarm sehr rasch passiert, im mittleren und unteren Dickdarm aber länger liegen bleibt, wodurch sich die „puddingartige" Konsistenz des Apfelstuhls bildet, der ausgesprochen geformt ist und noch deutlichen Apfelgeruch aufweist.

Im Anschluß an die Apfeldiät werden in den letzten Jahren mit großem Erfolg die verschiedenen Arten von Sauermilch verwendet und wohl am meisten die durch Milchsäure künstlich gesäuerte Vollmilch. HAYEM hat bereits 1887 in die Therapie der Darmstörungen des Säuglings die Milchsäure mit Erfolg eingeführt. Er gab 0,5—0,6 g im Tag in der Meinung, dadurch das Eindringen und Wachstum der Colibacillen verhindern zu können. Die von ihm zur „Sterilisation" des Magendarmtraktes vorgeschlagene Methode ist wieder in Vergessenheit geraten und erst MARRIOTT bzw. SCHEER haben die Milchsäure in Verbindung mit Vollmilch zur Anwendung gebracht. Die Erfolge wurden von so vielen Seiten (BEUMER, BREHME, REUSS, VOGT, HASSMANN) als ausgezeichnet geschildert, daß die Sauermilchdiät entweder in Form einer $^2/_3$ Milchverdünnung oder als Vollmilch in Verbindung mit der Apfel- oder Bananenkost heute als die Methode der Wahl bei Behandlung der Durchfallstörungen des ganzen Kindesalters bezeichnet werden kann. Die guten Erfolge bei der Behandlung der Durchfallstörungen mit Milchsäuremilch lassen sich durch bakteriologische Stuhluntersuchungen erklären, die nach länger dauernder diätetischer Behandlung ausgesprochene Keimarmut ergaben (HASSMANN). Der therapeutische Erfolg dieser Behandlung versagt nur bei einer ganz kleinen Anzahl von Kindern, und zwar bei manchen dyspeptischen Brustkindern, die den relativ hohen Säuregrad der Milchsäuremilch (5—6$^0/_{00}$ der offizinellen Milchsäure) nicht vertragen, sowie bei künstlich ernährten Säuglingen, die ausgesprochene Fäulnisdyspepsie zeigen. Bei diesen empfiehlt es sich, Malzmilch zu verabreichen, bei jenen zu weniger sauren Milchmischungen (z. B. Calciamilch) oder ungesäuerter Milch zu greifen. ROMINGER hat in letzter Zeit versucht, die therapeutische Wirkung der Milchsäuremilch und Malzmilch zu vereinen und ein derartiges Präparat herstellen lassen, das sich meist gut bewährt.

Die meisten anderen Heilnahrungen, wie Buttermilch, Eiweißmilch, Mandelmilch sind heute vielfach außer Gebrauch gekommen, da die Erfolge mit der angegebenen Methode so ausgezeichnet sind und überdies rascher zum Erfolg führen. Es erscheint daher berechtigt, bei der Einfachheit der Herstellung der Sauermilch auch im privaten Haushalt auf die anderen Heilnahrungen nicht näher einzugehen.

Selbstverständlich stellt auch die Rohobst-Sauermilchtherapie kein Allheilmittel dar. Die Behandlung der Säuglinge mit intestinaler Toxikose stößt heute auf dieselben Schwierigkeiten wie früher. Neben den verschiedenen anderen modernen Behandlungsverfahren (Dauertropfinfusion mit Traubenzuckerlösungen, Bluttransfusion usw.) steht rein ernährungsmäßig die anfänglich in kleinsten Mengen verabreichte Frauenmilch noch immer an erster Stelle. Durch sie gelingt es doch noch am ehesten, in dem entleerten und ausgeruhten Darm eine Umstimmung der Flora im Sinne des Bifiduswachstums zu erzielen. Behandlungsversuche mit Kolostralmilch des 1. oder 2. Tages, die experimentell eine hohe Wirkung gegen Coli zeigt, haben im allgemeinen keine Unterschiede gegenüber der anderen Frauenmilch ergeben.

Abgesehen von der großen Zahl der diätetischen Behandlungsmethoden der enteralen Störungen sind auch die sonst vorgeschlagenen recht zahlreich. Während KUNZ mit dem polyvalenten Coliserum bei Perforationsperitonitis nach Blinddarmentzündung rasches Verschwinden der toxischen Symptome feststellen konnte und die Serumbehandlung in der chirurgischen Therapie gute Erfolge hatte, ist das Urteil über die Serumbehandlung der enteralen Toxikose des Säuglings und Kindesalters recht widersprechend. SCHEER, PLANTENGA und RAILLIET beschrieben so gute Erfolge, daß sie zu zahlreichen Nachprüfungen veranlaßten, die aber keineswegs überall zu demselben günstigen Ergebnis führten (HASSMANN). Wenn auch der Vergleich mit der toxischen Diphtherie insoferne nicht den tatsächlichen Verhältnissen gleichkommt, als die Art der Toxinbildung eine andere ist, so ist doch das Endergebnis (die Toxikose) dasselbe und die Serumwirkung bei beiden Krankheiten in ganz gleicher Weise insofern beschränkt, als bereits an die Zelle gebundenes Toxin auch durch große Serummengen nicht mehr von dieser gelöst werden kann.

Die therapeutische Anwendung von *Bakteriophagen,* den ultravisiblen Virusarten gegen die verschiedenen Colivarianten, stößt insoferne auf große Schwierigkeiten, als der Nachweis derselben nicht regelmäßig gelingt (DEAK) und nach SHITATE überdies eine spezifische Wirkung der Bakteriophagen nur gegen den betreffenden Colikeim vorliegen soll. RODKIN hat im Gegensatz zu MOLTKE bei der Behandlung mit Bakteriophagen keinen ausgesprochenen Heilerfolg erzielen können.

SCHWARTZER sah von der Anwendung des C-Vitamins im Verein mit Nebennierenrindenhormon günstige Erfolge bei enteralen Störungen, die auch bei Versuchen im Tierexperiment ein günstiges Ergebnis zeigten. Sicher ist, daß es unter Umständen im Darm bei der endogenen Infektion durch das Wuchern und die allfällige Variation der Colikeime zu C-Vitaminverlust in der zugeführten Nahrung kommt und der Körper schließlich an C-Vitamin verarmen kann, doch ist dies nach Versuchen von HASSMANN auch bei sicher pathogenen Keimen keineswegs immer der Fall.

Es mag richtig sein, daß mit den zuletzt angegebenen Maßnahmen die Heilung enteraler Störungen gefördert werden kann, die beste Behandlungsmethode ist aber sicher die diätetische, freilich nur dann, wenn die Diät auch antibakteriell wirkt. Sie muß zu gleicher Zeit die hauptsächlich wirkenden Ursachen, fehlerhafte Ernährung oder solche mit qualitativ schlechter Milch, sowie die exogene und endogene Infektion mit Colikeimen bekämpfen. Vor allem wird die Ernährungsprophylaxe sowie die frühzeitige Behandlung enteraler Störungen mit den oben angegebenen Maßnahmen das Auftreten der prognostisch noch immer sehr ernsten toxischen enteralen Erkrankungen verhindern können.

Ein dem früheren in mancher Beziehung ähnliches diätetisches Behandlungsverfahren wird von FANCONI bei der Coeliakie des Kleinkindesalters angegeben. Es bewährt sich außerordentlich gut, wenn es nur frühzeitig genug angewendet werden kann. Die Diät beruht auf der auch von RIETSCHEL vertretenen Anschauung, daß die Coeliakie dann zustande kommt, wenn es infolge einer persistierenden pathogenen Dünndarmflora zu einer chronischen Dysbakterie kommt, die ihrerseits zu einer chronischen Durchfallsstörung und schwerer Dystrophie führt. Solche Kinder können durch Bananendiät, in fast gleich guter Weise auch durch Apfeldiät ihre endogene Dysbakterie verlieren, was zu einem Abklingen der chronischen Infektion des Dünndarmes führt. Dies zeigt, daß Kinder mit Coeliakie noch geheilt werden können, wenn der Zustand nicht zu weit fortgeschritten ist, was daraus hervorgeht, daß sie neben der Obstdiät nunmehr auch eiweißreiche, kohlehydratarme, später auch gemüsehaltige Kost gut vertragen. Die klinisch wie röntgenologisch nachweisbaren Veränderungen im Abdomen gehen bei Ausheilung der Krankheit im Laufe der Zeit wieder restlos zurück.

Eine Behandlungsmethode der HIRSCHSPRUNGschen Erkrankung soll unter Außerachtlassen der sonst allgemein üblichen Behandlungsmethoden besonders angeführt werden: Sie besteht darin, daß durch operative Excision eines Lumbalsympathicusstranges ein Kollaps des hochgradig erweiterten Dickdarmes erreicht werden kann und die Kinder nach Beobachtung SHANKS, ASHBY und SUTHERLAND nachher gut gedeihen, regelmäßige Stuhlentleerungen aufweisen, trotzdem röntgenologisch der Kollaps des entsprechenden Dickdarmabschnittes nicht immer in dem gleichen Maße andauert. Der Erfolg dieser Behandlungsmethode weist jedenfalls auf die Bedeutung des Sympathicussystems bei der Entstehung der HIRSCHSPRUNGschen Erkrankung hin (GOEBEL).

Die Behandlung der *rezidivierenden Durchfallserkrankungen* bei Kindern mit verlängerter und sehr beweglicher Sigmaschlinge lehnt sich nach HASSMANN an die diätetischen und sonstigen Behandlungsverfahren bei Coeliakie und HIRSCHSPRUNGscher Krankheit an. Neben einer regelmäßigen und ausgiebigen Darmentleerung muß getrachtet werden, die rezidivierende endogene Infektion des Dünndarmes, die durch die Obstipation gefördert wird, dadurch zu hemmen, daß zuerst durch 10—14 Tagen nur Äpfel und Milchsäuremilch gegeben wird. Unter dieser Behandlung pflegen die Durchfallserscheinungen meist rasch abzuklingen, das Kind kann im allgemeinen bald normale Kost bekommen, jedoch soll weiterhin 1—2mal wöchentlich ein Diättag, bestehend aus Apfelbrei und Milchsäuremilch, prophylaktisch eingeschaltet werden. Unter Berücksichtigung dieser Maßnahmen sind die Behandlungserfolge recht günstig.

Durch die rechtzeitig einsetzende Therapie einer enteralen Erkrankung wird man eine darauffolgende entzündliche Erkrankung der Harnwege, ähnlich wie auch andere sekundäre Coliinfektionsherde, oft verhüten können. Ist aber eine akute Pyurie schon vorhanden oder trotz dieser Maßnahmen aufgetreten, führen ziemlich alle Behandlungsverfahren annähernd mit gleicher Sicherheit zum Ziel. Rein diätetisch bewährt sich eine diuretische Maßnahme, die darin besteht, daß durch 24 Stunden nur Tee mit 10% Traubenzucker oder auch gewöhnlichem Zucker gegeben wird; auch ein Rohobsttag wirkt in ähnlicher Weise. Ferner ist bekannt, daß bei saurer Reaktion des pyurischen Harnes das Sojamehl (in Wasser oder in Milchmischungen) den Harn alkalisiert. Die Sojanahrung wird aber bei ausschließlicher Verwendung durch längere Zeit nicht immer gut vertragen, so daß rein medikamentöse Maßnahmen zur Umstimmung der Harnreaktion mit herangezogen werden müssen. Tatsächlich zeigt sich, daß die Colibacillen, wenn der zuerst saure Harn z. B. mit Natrium citricum alkalisiert wird oder der zuerst alkalische Harn z. B. mit Phosphorsäure gesäuert wird, sehr häufig aus dem Urin verschwinden und damit die Pyurie ausheilt. Eine oft ausgezeichnete Heilwirkung bei diesen Erkrankungen hat das Prontosil gezeigt, obwohl im Reagensglasversuch durch Prontosil keine ausgesprochene keimabtötende Wirkung zu beobachten ist.

Bei chronischen Pyurien oder immer wieder rezidivierenden Pyurien wird es sich stets empfehlen, die Hilfe des Urologen in Anspruch zu nehmen, da sich hinter ihnen sehr häufig Mißbildungen der Harnwege verbergen. Sind solche aber auszuschließen, so muß mit allen nur möglichen medikamentösen und ernährungstherapeutischen Maßnahmen versucht werden, die chronische Coliinfektion zu beeinflussen, um eine schwere Allgemeinstörung des Organismus und eine Dystrophie der Kinder zu verhüten. In solchen Fällen soll nach MOLTKE auch die Behandlung mit Bakteriophagen eine günstige Wirkung haben.

VI. Pathogenetische Schlußfolgerungen.

Verschiedene Erkrankungsformen, bei denen Keime der Bacterium coli-Gruppe gefunden werden, als „Colikrankheiten" zu bezeichnen, erscheint von vornherein überall da möglich, wo es sich um Erkrankungen außerhalb des Magendarmtraktes handelt; wenn bei diesen Colibacillen gefunden werden, so kommt ihnen von vornherein die Rolle parasitärer Keime, also echter Infektionserreger zu. Aber auch für die Durchfallsstörungen des Kindesalters geht die ätiologische Bedeutung des Colibacillus schon aus der wichtigen Tatsache hervor, daß Magen und oberer Dünndarm trotz sofort nach der Geburt einsetzender und durch keine Maßnahmen aufzuhaltender Coliinvasion von diesen Keimen freibleiben. Das bedeutet, daß der Körper ein normales Symbioseverhältnis zwischen ihm und dem Colibacillus dadurch aufrechterhält, daß er den Keim von den für die Verdauung und Resorption wichtigsten Teilen des Digestionstraktes unter allen Umständen fernzuhalten trachtet und auch in den unteren Teilen des Darmkanals stets in den ihm nützlichen Schranken hält. Kommt es aber aus Gründen der Unreife und allgemeinen Körperschwäche (Konstitution) oder momentan den Wirt schädigenden äußeren wie inneren Umständen (Kondition) zu einem Versagen der bakterienregulierenden Kräfte, dann finden sich regelmäßig im Dünndarm und gleichzeitig sehr häufig auch im Magen Colibacillen in großer Zahl. Sie können in diesen Organen bereits durch ihre Anwesenheit allein im Sinne einer vermehrten Gärung oder Fäulnis wirken und dadurch den Wirtskörper schädigen, ohne daß sie zu echten Infektionsstörungen führen müssen. Wir können in diesen Fällen im Sinne BESSAUs von einer Invasionsstörung sprechen. Sehr häufig kommt es aber nicht nur zu diesen Vorgängen, sondern nach Vorausgehen derselben auch zu einem Haften der Colikeime an der Darmwand, die nun so geschädigt wird, daß die Epithelien derselben zerstört werden, die Bakterien in die Blut- oder Lymphbahn eindringen können und eine leukocytäre Reaktion des Organismus hervorrufen. Nur unter dieser Störungsform der Symbiose zwischen Wirt und Colikeim ist es berechtigt, auch bei enteralen Erkrankungen von echten infektiösen „Colikrankheiten" zu sprechen. Da die bakteriologische Stuhluntersuchung und die damit gefundenen Keime einen Rückschluß auf die Vorgänge im Darminnern gestatten, ist es möglich, Colibacillen bei entsprechender Stärke der Störung der Symbiose als „Erreger" zu betrachten, wenn trotz wiederholter bakteriologischer Stuhluntersuchung „nur Colikeime" gefunden werden.

Analog dem ersten Invasionsvorgang unmittelbar nach der Geburt können die Colibacillen bei Versagen der infektionshemmenden Kräfte des Wirtes im Magen bzw. Dünndarm peroral, also descendierend, oder vom unteren Dünndarm aufsteigend und damit ascendierend in diese beiden Organe vordringen. Dementsprechend besteht in ganz gleicher Weise die Möglichkeit einer exogenen wie endogenen Invasion, die erst sekundär zur Infektion führen kann. Sie im Einzelfall zu unterscheiden, ist streng genommen nur dann möglich, wenn weder in der Nahrung noch im Magen Colikeime feststellbar sind, während im oberen Dünndarm solche in großer Zahl vorhanden sind. Gerade weil es so außerordentlich schwer zu entscheiden ist, ob im Einzelfall eine exogene oder endogene Infektion vorliegt und überdies der Einfluß der Nahrung auf die Bakterien und umgekehrt einen grundlegend wichtigen Faktor in der Ätiologie der Durchfallsstörungen bildet, erscheint es zweckmäßig, die Hauptursache in der Ätiologie der Durchfallserkrankungen im Kindesalter ganz allgemein einem alimentärinfektiösen Komplex nach REUSS zuzurechnen.

Eine Unterscheidung der Colikeime in Saprophyten und Parasiten ist im allgemeinen nicht möglich, da sich sowohl bei den Durchfallserkrankungen als auch den außerhalb des Darmtraktes vorkommenden Colikrankheiten zahllose Varianten finden. Jedenfalls muß betont werden, daß der *„Dyspepsiecoli"* ADAMs unter den Vertretern der Coligruppe keinesfalls als einziger Erreger von Durchfallsstörungen im Säuglings- und späteren Kindesalter angesprochen werden kann. Seine Typenspezifität ist durchaus nicht regelmäßig vorhanden und seine — wenn auch verhältnismäßig geringe — Neigung zur Variation bekannt, so daß auch er nur als eine der vielen Colivarianten aufgefaßt werden muß (UFFENHEIMER). In gleicher Weise muß auch dem *„Pyuriecoli"* auf Grund zahlreicher Untersuchungen eine Ausnahmestellung in der Ätiologie der Colipyurie des Kindesalters abgesprochen werden.

Hingegen ist die Pathogenität der bisher in der Kinderheilkunde als „saprophytäre Minusvarianten" bezeichneten *Paracolibacillen* besonders durch Untersuchungen von HASSMAN erwiesen worden, zumal ihr gegenüber den anderen Colivarianten gerade bei schwereren Darmerkrankungen häufigeres Vorkommen annehmen läßt, daß sie vielleicht eine größere Rolle spielen, als die dem Coli commune näherstehenden Varianten. Ihre große Bedeutung liegt besonders auch darin, daß sie allem Anschein nach auch im Darminnern durch Variation aus gewöhnlichen, saprophytären Colikeimen entstehen können und ebenso umgekehrte Entwicklungsvorgänge aufweisen; in weiterer Folge scheinen sie sogar eine Mittlerrolle in der Coli-Typhusgruppe einnehmen zu können. Mit der Variation eines Colikeimes zu einem Paracoli, Dyspepsiecoli oder anderen Varianten im Darminnern ist allem Anschein nach in der Regel auch eine Virulenzsteigerung verbunden, die erklärt, warum der Kreis der Coliinfektionsstörungen auf Kosten der Coliinvasionsstörungen unter Umständen sich vergrößern kann. Die endogene Variation vom Colibacillus zum Paracoli, Dyspepsiecoli oder anderen Varianten ist selbstredend sekundär bedingt, da sie erst dann zustande kommt, wenn die das Bacteriumwachstum hemmenden Kräfte des Dünndarmes aus äußeren oder inneren Ursachen gestört sind. Darum ist sie aber weder für den erkrankten Organismus noch für die Umwelt bedeutungslos, da die Möglichkeit besteht, daß endogen zu parasitären Keimen abgeartete Colistämme nicht nur für den derzeitigen Wirt pathogen sind, sondern auch zu „primären Infektionserregern" für andere, bisher gesunde Kinder werden können. Dies kann um so eher angenommen werden, als allem Anschein nach schon die gewöhnlichen für den ersten Wirt saprophytären Colikeime für einen anderen darmgesunden Säugling, der als Wirt eine andere „persönliche Colirasse" beherbergt, Parasiten sein oder sekundär werden können.

Die Krankheiten, die bei Störungen des physiologischen Gleichgewichtes zwischen Wirt und allen Colivarianten zustande kommen können, sind selbstredend in erster Linie solche des Magen-Darmtraktes, im Säuglingsalter vor allem Durchfallsstörungen, die entweder akut, in Form von rezidivierenden Störungen oder chronischen Durchfallserkrankungen auftreten. Störungen dieser Art treten um so leichter auf, je jünger und zarter der Säugling ist, also besonders bei Neugeborenen und Frühgeborenen. Sie finden sich insbesondere bei nicht oder ungenügend gestillten Säuglingen, da die durch die Kuhmilchnahrung pathogen gewordenen Colivarianten viel leichter die Möglichkeit haben, die Oberhand zu gewinnen, als bei mit Frauenmilch ernährten Säuglingen, bei denen durch die prävalierende Bifidusflora das Überwuchern der Colikeime von vornherein hintangehalten wird.

Sind die Abwehrvorgänge des Organismus ungenügend, so können durch die verschiedenen pathogenen Colivarianten außer den bekannten enteralen Toxikosen auch Allgemeininfektionen hervorgerufen werden, die sich in paratyphusähnlichen fieberhaften Erkrankungen oder, wenn auch seltener, in toxischen Formen von Dickdarmerkrankungen dysenterischen Charakters äußern können. Das Vorkommen von eitriger Meningitis, Hepatitis serosa und hämatogener Pyurie, von fieberhaften Zuständen nach Infektionskrankheiten sowie anderen Störungen, bei denen primär parasitäre Colivarianten bzw. erst sekundär abgeartete und virulent gewordene Colikeime die Hauptrolle spielen, ist jedenfalls nur so zu erklären, daß unter entsprechenden Bedingungen allen Colivarianten im Krankheitsgeschehen und Krankheitsablauf in annähernd gleicher Weise die Rolle parasitärer Infektionskeime zukommen kann. Damit müssen aber nicht nur die Paracoli und Dyspepsiecoli, sondern auch alle anderen Colivarianten in die Gruppe der fakultativ parasitären Keime eingereiht werden.

MIX
Papier aus verantwortungsvollen Quellen
Paper from responsible sources
FSC® C105338

If you have any concerns about our products,
you can contact us on
ProductSafety@springernature.com

In case Publisher is established outside the EU,
the EU authorized representative is:
**Springer Nature Customer Service Center GmbH
Europaplatz 3, 69115 Heidelberg, Germany**

Printed by Libri Plureos GmbH
in Hamburg, Germany